R & L

Manuela Runge

Du bist so unerreichbar nah

Eine wahre Geschichte

Rütten & Loening
Berlin

ISBN 3-352-00649-0

1. Auflage 2003

Einbandgestaltung Gundula Hißmann, Hamburg
Druck und Binden GGP Media, Pößneck
Printed in Germany

www.ruetten-und-loening.de

ERSTER TEIL

Wir erreichten die Spiegel
und kannten uns nicht.
Harald Gerlach

Ich war fünfzehn, als meine Mutter an Krebs erkrankte, achtzehn, als sie starb. Ich habe darum gefleht, daß sie endlich sterben dürfe. »Es stirbt sich nicht so leicht, Zoë«, hatte sie gesagt. Fünf Operationen und drei Chemotherapien. Zwei Jahre lang Qualen. Und doch, in gewisser Weise gehören diese zwei Jahre zu den schönsten ihres Lebens. Sie lernte in jener Zeit die Liebe kennen, die wirkliche, die große Liebe, von der Romane handeln.

Heute, nachdem ich ihre Briefe und Tagebücher gelesen habe, weiß ich, was ihr diese Liebe bedeutet hat. Damals war ich zu jung, um zu verstehen. Ich wollte meine Mutter für mich haben in diesem Niemandsland aus Leben und Tod und ihre Liebe nicht mit einem anderen teilen. Ich hatte einfach nicht verstanden, daß Nikos es war, der sie ins Leben zurückgerissen hatte.

»Zoë, ich muß mit dir reden.«

»Später, Hella.«

»Später geht nicht.«

»Was denn?« Ich haßte es, wenn sie mich beim Fernsehen störte.

»Ich werde morgen operiert.«

»Okay, wann kommst du wieder?«

»Ich weiß es nicht. Ich habe Krebs, Zoë.«

Meine Mutter war immer der Ansicht gewesen, daß sie sich bei Krebs niemals operieren lassen würde. »Man soll dem

Schicksal nicht ins Handwerk pfuschen«, hatte sie gesagt. »Wenn die Zeit herum ist, ist sie eben herum. Ich habe keine Lust auf Haarausfall und Brechorgien, auf die vielen kleinen Tode, die einem um so schmerzhafter vor Augen führen, was das Leben sein kann, an dem man dann nicht mehr teilnimmt.«

Der Tumor im Darm war so weit fortgeschritten, daß sie ohne sofortige Operation innerhalb weniger Wochen gestorben wäre. Nichts hatte darauf hingedeutet. Vielleicht hatte sie sich etwas schwächer gefühlt als sonst, hatte etwas abgenommen, aber das war ihr gerade recht gewesen. Sie war Anfang fünfzig und kämpfte verbissen gegen erste kleine Fettpolster. Ich hatte mich immer lustig über sie gemacht, wenn sie morgens auf die Waage stieg und über jedes Gramm Buch führte. Bis sie Blut im Stuhl entdeckte. Das war ein halbes Jahr, nachdem sie von ihrem Chef fristlos gekündigt worden war. Ohne Angabe von Gründen. Sie hatte in einem Büro für Entwicklungshilfe gearbeitet, in dem ein umgestürzter Einkaufswagen von der Decke hing und die Wände mit Graffiti besprüht waren. Aber das hatte sie nicht gestört. Meine Mutter war vollkommen verzweifelt. Vergeblich versuchte sie herauszufinden, warum sie entlassen worden war.

»Ich tue es für dich«, sagte sie an jenem Abend zu mir, nachdem sie vom Arzt zurückgekommen war. »Ich kann dich doch nicht allein lassen.«

Ich sah sie nur an und fragte: »Aber du stirbst doch nicht, Hella!?«

Meine Mutter verbot mir, sie im Krankenhaus zu besuchen, aus Angst, daß ich ihren Anblick nicht ertragen würde. »Das ist nichts für dich. Du bist noch zu jung dafür.« Ich verstand sie nicht. Wieso war ich plötzlich zu jung dafür? Wir waren doch Freundinnen! Wir gingen gemeinsam ins Kino, zu Konzerten und zum Eistanzen. Wir kochten zusammen und hörten dabei Herbert Grönemeyer. Sie erzählte mir alles, was im Büro passierte, und ich verheimlichte ihr nichts aus der Schule. Und manchmal lachten wir Tränen darüber. Wir hatten keine Geheimnisse voreinander!

Zwei Tage nach der Operation machte ich mich dennoch auf den Weg zu ihr. Eine kalte kleine Februarsonne schnitt Menschen, Häuser und Autos messerscharf aus der Luft. Als hätte ich Haschisch geraucht, nahm ich sie überdeutlich wahr. Fremde Dinge, die sich im Nichts verirrten. Ich lief und wunderte mich, daß es meine Beine waren, die mich trugen.

Die Nächte davor waren mir als die längsten meines Lebens erschienen. Ich wachte aus Alpträumen auf, in denen riesige Totenschädel auf mich zukamen, und sehnte mich nach den warmen, festen Armen meiner Mutter, ihrem Geruch und dem dunklen, vom Rauchen etwas rauhen Klang ihrer Stimme. Ich brauchte jemanden zum Reden und rief doch niemanden an, denn ich kannte keinen Menschen, der diesen Schmerz verstanden hätte.

Ich hatte einen kleinen Strauß Fresien gekauft, deren Duft wir beide liebten, und war in den Bus gestiegen. Vier Stationen brauchte er bis zum Krankenhaus. Ich durchschritt das hohe Eisentor und hatte das Gefühl, eine andere Welt zu betreten. Die kahlen Äste hoher, alter Kastanienbäume überzogen den viel zu blauen Himmel wie Spinnennetze. Kranke schlurften an den Armen ihrer Angehörigen über die frisch geharkten Wege, Besucher verschwanden mit angespannten Gesichtern und Blumen in den Händen in den Gebäuden. Eispfützen knirschten unter meinen Füßen. Ich hob eine fast schwarze, verschrumpelte Kastanie auf und fragte einen Krankenwärter nach der Chirurgie. Er zeigte auf einen roten Klinkerbau rechts von mir. Vor der Tür standen Männer und Frauen in Bademänteln und rauchten. Das Schild war kaum noch zu entziffern. Als ich eintrat, schlug mir der Geruch von frisch gebohnertem Linoleum und Desinfektionsmitteln entgegen. Das Gebäude war völlig überheizt. Ich zog meinen Mantel aus und fragte beim Empfang nach meiner Mutter.

»Sie liegt auf der Intensivstation. Sind Sie verwandt?«

»Ich bin die Tochter.«

»Okay. Station 11.«

Die Klappe schloß sich, und ich war mir plötzlich nicht mehr so sicher, ob ich meine Mutter in diesem Zustand sehen wollte. Meine Knie zitterten.

»BITTE ERST KITTEL UND HANDSCHUHE ANZIEHEN! DANN KLINGELN!« las ich beim Verlassen des Fahrstuhls an der gläsernen Eingangstür.

Als erstes fielen mir ihre Hände auf. Weiß und schmal und seltsam ordentlich lagen sie links und rechts neben ihrem sich unter der Bettdecke abzeichnenden Körper. Die Nägel schimmerten bläulich. In die Armbeuge tropfte aus einer nach unten eingehängten Flasche Flüssigkeit. »Glukose«, las ich auf dem Etikett. Sie schlief. Ihr Gesicht, umrahmt von strähnigem, im Ansatz grauem Haar, hatte die Farbe des Kopfkissens, ein fahles Hellgelb ohne Glanz. Ein Schlauch führte von der Nase in eine Düse an der Wand hinter ihrem Kopf, ein Kabel von der Brust zu einem leise tickenden Monitor, auf dem grünliche, nach unten und oben ausschlagende Linien flackerten. Ihr Atem ging stoßweise, lange Pausen, unterbrochen von tiefen Seufzern. Ich hatte Angst, daß er plötzlich stillstehen könnte.

»Hella«, sagte ich leise. Ein Zucken lief über ihre Mundwinkel, doch sie rührte sich nicht. Erst jetzt sah ich den durchsichtigen Schlauch, der seitlich aus dem Bett heraus blutiges Sekret in eine Flasche abführte. Ich wußte wenig darüber, was mit ihr gemacht worden war. Paula, ihre Freundin, die in Berlin lebte, hatte mir nur gesagt, es sei möglich, daß sie nach der Operation einen künstlichen Darmausgang bekäme. Was das bedeutete, hatte ich kaum verstanden. Meine Mutter hatte mit mir nicht darüber gesprochen. Sobald das Thema auf die Krankheit kam, war sie abgeschweift. Wenn ich nachhakte, sagte sie nur in unmißverständlichem Ton: »Das ist nichts für dich. Laß uns von etwas anderem reden.« Ich hatte das Gefühl, daß sie eine unsichtbare Mauer um sich gezogen hatte, die mich von ihr trennte und aus ihrem Leben ausschloß. Ich wollte schreien, um sie aus diesem quälenden Zustand zu wecken, doch ich bekam keinen Ton heraus. Steif saß ich in meinem lächerlichen Froschkostüm auf dem kunstlederbezogenen Aluminiumstuhl und schwieg.

Meine Mutter hatte noch immer die Augen geschlossen. Ich wußte nicht, ob sie mich hören konnte. Lag sie im Koma? Ich streichelte vorsichtig ihre Stirn. Sie fühlte sich kühl an.

Ein gurgelndes Geräusch unter der Bettdecke ließ mich auffahren. Erschrocken zog ich meine Hand zurück. In diesem Moment hörte ich Schritte im Nebenraum.

»Die Besuchszeit ist zu Ende, junge Frau.« Eine ältere Schwester, die Zigarettengeruch umhüllte, nahm mich bei der Schulter und führte mich hinaus. »Mach dir keine Sorgen. Ich glaube, das sieht schlimmer aus, als es ist.«

Dreh dich nicht um, dachte ich, dann wird alles gut.

Wir lebten, seit ich denken kann, allein miteinander. Meine Mutter verließ meinen Vater, als ich noch sehr klein war. Er hatte sie mit unserem Kindermädchen betrogen, einem sanften russischen Mädchen, das froh war, eine neue Heimat gefunden zu haben. Sie hatte ein schönes Lachen und schenkte uns Kindern Bonbons. Manchmal sang sie uns Schlaflieder vor, die so traurig waren, daß mir selbst ganz weh ums Herz wurde und ich nach meiner Mutter rief. Dann fuhr sie mir durchs Haar und lachte wieder. Später sah ich sie mit anderen Augen.

Auch meine Mutter lachte viel, aber anders, rauher, ungestümer. Sie war kein umgänglicher Mensch. Nach außen hin stolz und unnahbar, dabei leidenschaftlich und sehr verletzbar. Nie werde ich vergessen, wie ich eines Nachts ins Wohnzimmer trat und sah, wie meine Mutter weinte und meinen Vater anschrie: »Und doch kriegst du mich nicht klein, mich nicht!«

Damals lebten wir in H. Mein Vater besaß ein florierendes Architekturbüro mit internationalen Kunden. Wir hatten ein großes Haus, eine Haushaltshilfe und Nadja, das Kindermädchen. Meine Eltern hatten meine Brüder Diego und Sebastian adoptiert, nachdem meine Mutter jahrelang nicht schwanger geworden war. Ich war ein Nachzügler und das erste gemeinsame Kind. Im Sommer fuhren wir nach Australien Surfen und im Winter zum Ski nach St. Moritz. Mein Vater zeigte gern, daß er viel Geld besaß, daß er es »zu etwas gebracht« hatte. Für ihn zählte nur Leistung. Auch Liebe vergab er nur als Anerkennung für gute Leistungen. Selbst in der Familie. »Ein braves Kind gehorcht geschwind!« Das galt nicht nur für uns Kinder, auch für meine Mutter, die sich ihm und seinen Ansichten scheinbar klaglos unterordnete.

Sie hatten sich auf einem internationalen Architektenkongreß in Stuttgart kennengelernt, wo meine Mutter als Dolmetscherin eingesetzt war. Sie war Fremdsprachenkorrespondentin und beherrschte acht Sprachen, sogar Hebräisch und Katalanisch. Da sie nicht sofort Arbeit gefunden hatte, jobbte sie hin und wieder als Dolmetscherin. Sie war neugierig und auf der Suche nach einem interessanten Leben. Noch während des Studiums war sie zwei Jahre lang mit einem Ethnologiestudenten verheiratet gewesen, mit dem sie die halbe Welt bereist hatte. Als er es jedoch vorzog, auf Bali bei einer Gruppe von Bhagwan-Jüngern zu bleiben, kehrte sie allein nach Deutschland zurück. Sie trauerte der Beziehung kaum nach, die haschumnebelt und ohne Leidenschaft war. Die Scheidung fand fernschriftlich statt.

Mein Vater war noch verheiratet, als er meine Mutter kennenlernte. Er war damals bereits ein angesehener Architekt in einer bekannten Firma, weltgewandt und gutaussehend. Meine Mutter, zehn Jahre jünger als er, verliebte sich sofort in ihn. Er war so anders als ihr erster Mann, der ein Träumer war, dessen schmale Schultern ihr keinen Halt geboten hatten. Sie bewunderte das Wissen meines Vaters, sein selbstbewußtes Auftreten, seine Gabe, Menschen in wenigen Augenblicken für sich einzunehmen. Er hingegen hatte sich in ihre Mädchenhaftigkeit verliebt, ihre Zartheit und den unergründlichen Blick ihrer sanften braunen Augen. Es gibt ein Foto von diesem Kongreß, auf dem sie, jeder mit einem Sektglas in der Hand, auf einem Ledersofa sitzen. Den Arm über die Lehne gelegt, hebt ein lachender, elegant gekleideter Mittdreißiger sein Glas zum Fotografen hin – neben ihm, leicht vornübergebeugt, eine junge Frau von fast ätherischer Schönheit mit langem dunklem Haar in einem Faltenrock, der fremd an ihr wirkt. Fragend blickt sie in die Kamera, ihr Sektglas mit beiden Händen umschließend, als wolle sie es vor dem Zerbrechen schützen.

Dank seiner Beziehungen verschaffte mein Vater ihr Arbeit in einer Werbeagentur, wo sie zwar ihre Sprachkenntnisse nicht anwenden konnte, ihr Gesicht aber zum Markenzeichen für die Reklame einer Reisegesellschaft wurde. Ihr gefiel dieses Leben, der Glamour, die vielen Reisen. Sie begleitete ihn zu Kongressen und lernte sich in der sogenannten besseren Gesellschaft zu bewegen. Wieviel Wert mein Vater auf Etikette legte, erfuhr sie kurz vor ihrer Hochzeit. Es war nur eine Kleinigkeit. Sie hatte bei einem Essen für Geschäftspartner Rotwein in Weißweingläsern serviert. Anschließend machte er ihr eine fürchterliche Szene und hätte die Hochzeit beinahe abgeblasen. Da bekam sie zum ersten Mal Angst vor ihm. Sie blieb dennoch bei ihm, weil sie ihn liebte oder das zumindest wollte. Sie sehnte sich nach seiner Liebe, auch wenn sie sich ihrer nie sicher sein konnte. Aber das zeigte sie nicht. Dazu war sie zu stolz.

Als sie keine Kinder bekam, verbarg sie ihr Gefühl der Demütigung, nicht so zu funktionieren wie andere Frauen. Mein Vater machte ihr keine Vorwürfe, wenigstens nicht direkt. Er zeigte seine Enttäuschung, indem er vor Freunden und Bekannten mit einem Blick auf meine Mutter die Leistungen seiner zwei Kinder aus erster Ehe lobte. Meine Mutter litt schweigend und rauchte. Schon als Kind sah ich sie selten ohne Zigarette zwischen ihren schmalen Fingern, die sich allmählich nikotingelb färbten. Wenn sie allein war, spielte sie Saxophon oder las Romane, deren Helden nach vielen Umwegen stets zueinander fanden.

Irgendwann machte ihr mein Vater den Vorschlag, zwei Kinder zu adoptieren. Sie hatte nichts dagegen, denn sie wollte ja eine Familie. Sebastian und Diego waren vier und zwei Jahre alt bei der Adoption und waren bereits in einigen Heimen beziehungsweise Pflegefamilien gewesen. Mit Sebastian hatte es meine Mutter von Anfang an schwer. Er schrie jede Nacht und war lange Zeit unfähig zu spielen. Erst sehr langsam gelang es ihr, sein Vertrauen zu gewinnen. Sie blieben einander dennoch fremd. Diego hingegen, dessen krauses schwarzes Haar und die großen dunklen Augen unter der olivenfarbenen Stirn seine südamerikanische Herkunft verrieten, fühlte sie sich nah. Sie verstanden einander ohne Worte, selbst wenn er mit geballten Fäusten, die Tränen nur mit Mühe zurückhaltend, vor ihr stand, erriet sie seine Gedanken. Sie liebte seinen unverbildeten Instinkt, seine reiche Phantasie und das heisere Lachen, das er hatte. Manchmal malten sie stundenlang schweigend kuriose Fabeltiere, die sie vor meinem Vater verbargen.

Noch bevor Sebastian und Diego in unsere Familie kamen, hatte mein Vater ein eigenes Architekturbüro eröffnet und meine Mutter als Sekretärin eingestellt. Sie hatte einen Großteil ihrer Erbschaft in dieses Büro gegeben, war aber keine Teilhaberin. Das sollte sie später bereuen. Ihren Job in der Werbeagentur hatte sie nur schweren Herzens aufgegeben, denn er verschaffte ihr viele Freiheiten, die sie nun vermissen würde. Aber mein Vater wollte nicht, daß sie weiterhin ihr Gesicht vermarktete. Es sollte ihm gehören. Sie und die Kinder waren sein Refugium, seine Familie Besitz, den er gern betrachtete, der ihm Geborgenheit gab, ihn darüber hinaus jedoch wenig interessierte.

Meine Mutter liebte ihn dennoch mit einer Hingabe, die ihr Qual bereitete, weil sie nicht in gleichem Maße erwidert wurde. Sie fühlte, daß er sie nicht wirklich ernst nahm, und entzog sich seiner Dominanz auf ihre Weise: Sie schrieb Tagebuch und wurde Mitglied einer Theatergruppe. In ihren Rollen suchte sie, wie in ihrer Ehe, sich selbst – und fand nur lauter verzerrte Bilder. »Ich suche meine Proportionen«, schrieb sie. »Berufe, Ehen, Beziehungen. Alles defekte Spiegel. Einer ist gewölbt, ich sehe mich größer. Einem fehlt eine Ecke, mir geht ein Stück verloren. Einer ist in Gold gerahmt und überstrahlt mich. Einer zerbricht, ich zersplittere. Irgendwann werde ich nur eine Glasscherbe brauchen, um mich zu erkennen, aufrecht gehend, mit mutigem Blick.«

Die Rolle der Mutter fiel ihr am schwersten, denn sie hatte in dieser Hinsicht keine guten Erfahrungen gemacht, ihre eigene Mutter als zu perfekt und maskenhaft empfunden. Sie meinte immer, mit einem fehlerhaften Vorbild könnten sich Kinder eher identifizieren und an ihm viel mehr lernen. »Zum Teufel mit euch, ihr Mütter«, notierte sie in ihr Tagebuch, »durch die wir hindurch müssen. Hört auf, eure Erfahrungen in uns zu pflanzen. Sind wir nicht voll mit unnützem Ballast?

Laßt uns atmen, leben, lieben, lachen. Laßt uns euch aus freien Stücken lieben!«

Als sie achtunddreißig war und ihren eigenen Kinderwunsch bereits begraben hatte, wurde sie schwanger. Sebastian und Diego und die Kinder aus der ersten Ehe meines Vaters füllten ihr Mutterdasein mehr als reichlich aus. Dennoch war immer ein Rest geblieben, eine Sehnsucht, vielleicht nach sich selbst. In den Monaten bis zu meiner Geburt stellte sie sich vor, wie ich aussehen würde. Sie war sich sicher, daß sie ein Mädchen bekäme, mit schmalem hübschem Gesicht, langen dunklen Haaren, einem zarten Körper und zierlichen Fingern. Ihre Vision von mir hielt sie in einer kleinen Tonfigur fest.

Ich kam im November 1982 zur Welt, hatte krebsrote Haut und war eher kräftig. Mein Gesicht glich einem kleinen flachen Mond. Vier Wochen lang hatte ich meine Mutter mit Wehen an der Nase herumgeführt und die Nerven von Hebammen und Ärzten strapaziert. Am berechneten Geburtstermin war der Kreißsaal voller Spontangeburten. Aber ich hielt mich noch immer zurück, »als wollte ich nicht mit der Herde blöken«, schrieb sie in ihr Tagebuch. Ich wartete einen weiteren Tag, dann ließ ich mich holen. Ich wollte nicht einmal schreien. Das hatte meine Mutter schon zur Genüge getan.

»Deine Geburt hat mir mein Selbstbewußtsein zurückgegeben«, sagte sie mir einmal. »Als wärst du die Scherbe, in deren Spiegelbild ich den aufrechten Gang übte, als hätte deine Existenz mir erst die Kraft dazu gegeben.« Ich habe sie damals nicht verstanden.

Wir waren zusammen mit Nadja, die mein Vater während der Schwangerschaft meiner Mutter eingestellt hatte, im Urlaub auf der dänischen Insel Møn. Ich erkundete sorgfältig den Strand, fahndete in Muscheln nach Leben und steckte sie wie Bonbons in den Mund. Meine Mutter lachte und wischte mir die sandigen Lippen ab. Sebastian und Diego tobten durch die Dünen. Sie suchten nach Treibholz für das Lagerfeuer am Abend, das mein Vater ihnen versprochen hatte. Er wollte ein paar Stunden seine Ruhe haben und war zu Hause geblieben. Ein heftiger Wind wehte ihre abgehackten Stimmen herüber. Meine Mutter hatte die Augen geschlossen und atmete genießerisch die Meeresluft ein. Sie war barfuß durch den feuchten Sand gelaufen, ohne der Gischt auszuweichen. Ihre Spuren hatte der Schaum wieder mitgenommen. Ausgelassen tobte sie mit mir über den Strand, rannte gegen den Wind, bis ich stolperte und schrie. Dann nahm sie mich in den Arm und überhäufte mich mit Küssen. Wie warmer Regen tropften sie auf mein Gesicht.

»Helena!!« Sebastians Schrei ließ sie zusammenfahren. Hektisch ruderte er in der Ferne mit den Armen und zeigte auf Diego, der am Boden lag.

Er hatte sich am Bein verletzt. Meine Mutter bat Sebastian und mich, bei ihm zu bleiben, und lief zu unserem Ferienhaus, das hinter den Pferdekoppeln lag. Der Wind trieb sie voran. Sie hatte das Zimmer noch nicht betreten, da hörte sie sein heiseres Stöhnen. Mit einer Klarheit, die sie selbst überraschte, überlegte sie kurz, ob sie den Anblick der beiden wirklich ertragen wollte – und trat ein.

Am Abend, nach einem aufreibenden Arztbesuch, hatten Diego und Sebastian endlich in den Schlaf gefunden. Ich lag, wie immer in fremden Häusern, in meine Kuscheldecke gewickelt unter dem Tisch, bis auch mir die Augen zufielen. Mein Vater mochte diese Extravaganzen nicht, aber hierin hatte meine Mutter sich durchgesetzt.

»Es wundert mich, daß du es erst jetzt bemerkt hast«, hörte ich ihn sagen.

Mit roten Flecken auf den Wangen saß sie auf der Kante des Sessels. Und ob sie etwas bemerkt hatte! Seit Wochen war er immer wieder unter fadenscheinigen Gründen zu Nadja gegangen und stets viel später zurückgekommen als angekündigt. Hatte sie belogen, behauptet, er würde das Wochenende bei einem Geschäftspartner verbringen, und tauchte nie dort auf, was durch puren Zufall ans Licht kam. Nadja nahm plötzlich Verhütungsmittel, ohne daß je der Name eines Freundes fiel. Es war so offensichtlich. Er hatte gewußt, daß sie es ahnte, und geschwiegen. Warum konnten sie nicht wie vernünftige Menschen darüber reden, damit jeder sein Gesicht wahren durfte? Damit es vielleicht eine Perspektive gab? Das demütigte sie am meisten. Und jetzt dieser zynische Satz. Wie grausam er sein konnte.

»Kannst du dir vielleicht vorstellen, daß Nadja bei uns einzieht?« Die Stimme meines Vaters hatte einen weichen, fast flehenden Klang.

Meine Mutter glaubte, sich verhört zu haben.

Als der schwere gläserne Aschenbecher hinter meinem Vater mit dumpfem Knall an der Wand zerbrach, wurde es still. Ein ekelerregender Geruch zog langsam durch das Zimmer. Die Hände im Schoß, saß Nadja mit durchgedrücktem Rücken auf dem Stuhl und wagte nicht, sich zu rühren.

Fassungslos blickte mein Vater auf meine Mutter. Derartig heftige Gefühlsausbrüche kannte er bisher nicht von ihr. Ihre Domäne war das Wort, der vernünftige verbale Schlagabtausch, bei dem sie fast immer die Stärkere war. So hatte er sie noch nie erlebt.

Das Geräusch hatte mich geweckt, und ich weinte. Heftig nahm meine Mutter mich hoch und verließ den Raum.

Am Morgen fuhr sie mit mir zurück nach H.

Vierzehn Tage später zogen wir aus. Sie hatte eine kleine Wohnung gefunden, die weit genug von unserem Haus entfernt lag, um unliebsame Begegnungen mit meinem Vater und Nadja zu verhindern. Der Verrat war für sie vollständig. Mit alten und womöglich neuen Lügen wollte und konnte sie nicht leben. Daß sie dabei auch ihre Arbeit und das Geld, das sie in das Büro meines Vaters gesteckt hatte, verlor, nahm sie in Kauf. Für langjährige Prozesse hatte sie weder Kapital noch Kraft. Ein Jahr später waren sie geschieden.

Meine Mutter hat meinem Vater diesen Betrug nie verzeihen können. Sie war so verletzt, daß sie so gut wie nie über ihn sprach. Gleichzeitig spürte ich, wie sehr sie ihn noch liebte, wie sie in den ersten Jahren zum Telefon stürzte, wenn er anrief, und immer noch hoffte, daß er es sich anders überlegen könnte. Vor allem unseretwegen. Sie liebte, sie brauchte die Großfamilie, die wir einmal waren und die nun auseinanderfiel.

Mein Vater, der Nadja kurz nach der Scheidung geheiratet hatte, behielt Sebastian und Diego, die damals neun und sieben waren. Ich blieb bei meiner Mutter, und wir zogen nach M., wo sie Arbeit in einem Projektmanagementbüro gefunden hatte. Vor Gericht hatten sich meine Eltern geeinigt, daß jeder uns Kinder so oft sehen könne, wie er in der Lage sei, die Flugtickets für die Reise zu bezahlen. Mein Vater hatte genug Geld, um mich jedes zweite Wochenende zu sich fliegen zu lassen. Meine Mutter hingegen konnte sich ein Wiedersehen mit ihren Adoptivkindern, wenn überhaupt, nur zweimal im Jahr leisten. Das tat ihr weh. Sie hatte Angst, daß sie sich einander fremd werden würden. Was Sebastian betraf, so ging das recht schnell. Er hatte kaum Sehnsucht nach meiner Mutter und nannte Nadja schon bald »Mama«. Doch Diego vermißte sie besonders. Und ihr erging es nicht anders.

Einmal, als er wieder ein Wochenende bei uns war, wollte er am Sonntagnachmittag nicht wieder zurück nach H. Die kleine Reisetasche in der Hand, die Mütze bereits auf dem Kopf, stand er mit zusammengepreßten Lippen vor meiner

Mutter. Sie wußte ganz genau, was in ihm vorging. Als sie ihm beruhigend übers Haar streichen wollte, brach es aus ihm heraus. »Ich will nicht nach Hause. Laß mich hierbleiben!« Tränen liefen ihm über die rot gefleckten Wangen. »Rette mich, Mama!«

Meine Mutter war blaß geworden. Sie kannte ihren Ex-Mann und wußte, daß Diego unter dessen Leistungsanspruch, den er mit Liebe verwechselte, seinem Ordnungswahn und seiner Strenge ganz besonders litt, auch wenn Nadjas sanfte Art ein Gegengewicht war. Diego fehlten die wortlosen Stunden des gemeinsamen Malens und Träumens, das stille Einverständnis darüber, was sein muß und was nicht, das zwischen ihm und meiner Mutter herrschte.

Leise sagte sie: »Ich kann nicht, ich darf nicht. Vielleicht schaffen wir es, wenn du älter bist.«

»Aber warum?«

»Ich weiß keine gute Antwort, Diego.«

Sie blickten einander an, und ich sah in ihren Augen das gleiche Gefühl der Ohnmacht. Diegos Schultern wurden schlaff. Ohne ein weiteres Wort nahm er seine Tasche, die er zu Boden geschleudert hatte, und ging zur Tür hinaus.

Ich hatte großes Mitleid mit ihm, obwohl ich jünger war als er. Doch seine hängenden Schultern machten mich wütend, denn ich liebte ihn. Er konnte wunderbar schnitzen. Als kleines Mädchen hatte ich oft neben ihm gesessen und zum Entsetzen meiner Mutter manchmal die Späne gegessen. Wir machten viel Unsinn zusammen, zu dem ich ihn meistens anstachelte, denn er war sanfter als ich und verträumter. Später hatte ich eher das Gefühl, in ihm eine Schwester zu haben, die ich wie ein großer Bruder beschützen müßte.

Was meine Mutter an Männern liebte, blieb mir rätselhaft, denn sie behandelten sie fast immer schlecht. »Umarme mich – ohne mich zu berühren«, schrieb sie in ihr Tagebuch, als sie mit Martin, einem Arbeitskollegen, zusammen war. Sie hatten jahrelang ein Verhältnis gehabt und einige Monate zusammengelebt. »Hör mir zu – ohne anwesend zu sein. Nimm mich wahr – ohne mich anzusehen. Zieh mich aus – aber laß mir meine Haut. Laß mich mir gehören. Behalte dich«, schrieb sie. Ich habe keine guten Erinnerungen an diesen Mann. Er behandelte meine Mutter wie unseren Hund, den er tätschelte, wenn er guter Laune war, und nach dem er trat, wenn er ihm im Wege stand. Nicht daß er sie wirklich schlug, aber ich fühlte, daß er keinen Respekt vor ihr hatte, daß er sie einfach nur benutzte. Er war ein paar Jahre jünger als sie und sehr schön. Die schwarzen Haare trug er nach hinten gekämmt und war immer perfekt gekleidet. Sie bewunderte sein Stilgefühl, die gelassene Sicherheit, die er ausstrahlte, die Eleganz, mit der er sich bewegte. Er hätte gut auf einen Laufsteg gepaßt. »Du machst mir angst mit deiner Schönheit, kleiner Panther«, sagte sie manchmal zu ihm.

Manchmal wartete sie tagelang auf ihn, ohne daß sie wußte, wann er wiederkam. »Was ist Zeit?« schrieb sie in ihr Tagebuch. »Ich kann sie nicht erfassen. Überall hängt man Uhren auf, die unser Leben in Stunden, Minuten, Sekunden aufteilen. Schrille, starre Zeittakte zerhacken unser Dasein in Scheiben. Ich nehme sie nicht wahr, ich nehme sie nicht an, Zeit ist nichts, Zeit ist mehr als nichts. Zeit bist du, wenn ich auf dich warte ... Wohin ist sie gezogen? Was tut sie mit uns? Sie wird zum Traum, die Zeit mit dir.«

Eines Tages war Martin fort. Er hatte sie mit ihrer besten Freundin betrogen. Das war der zweite Verrat in ihrem Leben, und es traf sie so tief, daß sie in eine Art Starre verfiel. Wenn ich aus der Schule kam, saß sie apathisch am Fenster oder schrieb Tagebuch. Nur wenn Freundinnen zu Besuch kamen, hörte ich sie lachen. Ich machte es ihr in jener Zeit so leicht wie möglich, brachte ihr am Wochenende das Frühstück ans Bett und tröstete sie, so gut ich konnte.

Irgendwann bemerkte ich, daß sie nicht nur nachts, sondern auch tagsüber Valium nahm. Die Packungen häuften sich in ihrem Schlafzimmer, und ich bekam Angst. Eines Mittags, als sie mir mit abwesendem Blick die Tür aufmachte, hielt ich es nicht mehr aus. »Was ist los mit dir?« schrie ich sie an. »Seit der Kerl weg ist, siehst du mich überhaupt nicht mehr! Ob ich da bin oder weggehe, es interessiert dich gar nicht. Du schluckst deine Pillen und denkst, davon geht es dir besser. Vergiß ihn endlich. Vergiß meinetwegen alle Männer, mit denen du ja doch nur Pech hast!« Ich war dreizehn und hatte gerade den ersten Liebeskummer hinter mir. Ich meinte zu wissen, wovon ich redete.

Meine Mutter schüttelte nur müde den Kopf: »Was weißt du schon von der Liebe, Zoë.«

Am Abend nahm ich sämtliche Valiumpackungen, die ich finden konnte, und warf sie in den Mülleimer. Dann rief ich Paula, die Freundin meiner Mutter, an und bat sie, irgend etwas zu unternehmen. Ich hatte das Gefühl, als treibe meine Mutter auf einer Eisscholle und die Kluft zwischen uns würde immer größer. Kurze Zeit später sagte sie: »Wir ziehen nach Berlin.«

Ich liebte die Stadt auf Anhieb. Sie war so laut und frech und gigantisch, seit keine Mauer sie mehr teilte. Nach kürzester Zeit hatte ich vieles erkundet, mich manchmal einfach in die S-Bahn gesetzt und war irgendwohin gefahren, nach Wannsee oder Frohnau oder in den ehemaligen Ostteil. Ich stieg nicht aus, sondern fuhr einfach nur bis zur Endstation und wieder zurück, schaute aus dem Fenster und beobachtete die Leute, was sie anhatten, wie sie sprachen oder was sie lasen. Meine Mutter mochte diese Ausflüge nicht. Ich glaube, sie hatte Angst um mich, aber sie verbot sie mir auch nicht.

Wir wohnten am südöstlichen Rand von Berlin, nicht weit von der Mauer, die nach und nach abgetragen wurde. Ich besitze ein Stück, sorgfältig verpackt wegen des Asbests, das einem die Lungen zerstechen soll. Ein Mann hatte es mir geschenkt, als ich ihm eine Zeitlang beim Hacken zugeschaut hatte. Er trug die Haare zu einem Pferdeschwanz zusammengebunden und einen Vollbart. Als er mir das farbige Stück Beton gab, lachte er und sagte: »Hier, damit du weißt, worunter wir mal gelitten haben.«

Unsere Wohnung lag unter dem Dach, hatte schräge Wände, dicke Holzbalken und unendlich viele Fenster, eins kleiner als das andere, damit genügend Licht die winzigen Räume erhellte. Das schönste war der große Balkon, auf dem meine Mutter unzählige Pflanzen zog. »Ich bin aus Erde gemacht«, sagte sie immer. »Ich brauche Grün auf allen Seiten und darüber die Wolken.« Ohne Blumen konnte sie nicht leben.

Ins Gymnasium mußte ich ein paar Stationen mit der S-Bahn fahren. Der rauhe Umgangston meiner neuen Mitschüler machte mir nichts aus. Ich hatte keine Scheu, meine Ellenbogen zu gebrauchen. Manchmal prügelte ich mich sogar, und bald hieß ich bei den Eltern nur noch »die böse Zoë, die einen schlechten Einfluß auf unsere Kinder hat, vor der sie sich in acht nehmen müssen«. Auch mit den Lehrern ließ ich keinen Streit aus und verschaffte mir damit einiges Ansehen unter den Schülern. Diese Rolle gefiel mir. Ich wollte nicht brav sein und funktionieren. Das mußte ich schon alle vierzehn Tage bei meinem Vater, zu dem ich noch immer regelmäßig flog. Wenn ich irgend etwas brauchte, ein neues Rad, Skier oder Schlittschuhe, fragte ich ihn. Er war nie knauserig, im Gegenteil, es war seine Art, uns zu lieben. Seine Großzügigkeit hatte stets etwas Beschämendes, denn er erwartete

Wohlverhalten dafür. Als Diego älter wurde, arrangierte er sich deshalb mit meinem Vater und kam immer seltener zu uns. Vielleicht schmerzte ihn das weniger als der unvermeidliche Abschied am Sonntagabend. Mir fiel dieser Abschied nach Hause damals weniger schwer.

Dreh dich nicht um. Ich betete jeden Abend, daß meine Mutter gesund würde, daß alles nur ein böser Spuk wäre. In meinem Kopf hatte die Vorstellung, ich könnte sie eines Tages verlieren, keinen Platz. Wenn ich nur fest daran glaubte, würde alles gut.

An jedem freien Nachmittag und am Wochenende fuhr ich ins Krankenhaus. Von Paula wußte ich, daß sie tatsächlich einen künstlichen Darmausgang bekommen hatte, nachdem ihr Enddarm entfernt worden war. Möglicherweise aber nur vorübergehend. Vor mir verheimlichte sie das, obwohl ich das seltsame Gurgelgeräusch unter ihrer Bettdecke, sobald sie etwas gegessen hatte, bereits kannte. Sie sprach nur von einem Pflaster auf dem Bauch, da es nach der Operation Komplikationen gegeben hätte. Ihr Bauchfell sei geplatzt, so daß sie noch einmal aufgeschnitten werden mußte. Unmittelbar danach hatte man mit der Strahlentherapie begonnen. Sie war dann immer sehr müde, wenn ich sie besuchte, und wurde immer dünner. Einmal sah ich rot umrandete Kreuze auf ihrem Körper, die mich an Zielscheiben erinnerten. Sie hatte die Bettdecke schnell wieder zugeschlagen.

Sie war inzwischen in ein Vierbettzimmer verlegt worden und litt unter dem Fehlen jeglicher Privatsphäre. Nachts konnte sie kaum schlafen, und tagsüber störten sie die Verwandten und Bekannten ihrer Mitpatienten. Dennoch achtete sie darauf, sich nicht zu vernachlässigen. Sie wusch sich täglich die Haare und schminkte sich. Ihre Nachthemdenkollektion füllte den gesamten Spind aus. Ich war immer ein wenig verlegen, wenn ich sie so mager und zerbrechlich im Bett sitzen sah, denn wir konnten nicht so vertraut und ausgelassen miteinander sein wie zu Hause. Unsere Gespräche waren verkrampft und hatten etwas Gekünsteltes. Mir fehlte das Albern und Witzeln, ihre festen Arme, in die ich mich schmiegen konnte, wenn ich traurig war, die Frühstücksbrote, die sie mir für die Schule gemacht hatte. Manchmal war ich sogar froh, wieder draußen zu sein. Doch wenn ich dann zu Hause war und mich meine eigenen Schritte verfolgten, sehnte ich mich um so mehr nach ihr.

Bei meinen Besuchen brachte ich ihr meist eine kleine Blume mit oder eine Muschel von unserem »Griechenlandaltar«, einer Glasvitrine voller Erinnerungen an unsere gemeinsamen Ferienwochen auf Lesbos. Seit Martin sie verlassen hatte, waren wir jedes Jahr auf die Insel gefahren. Dort hatten wir alles, was wir in Berlin vermißten, Wärme, das Meer und einen Himmel, der nicht schon über dem Dach zu enden schien, in den man, unter Olivenbäumen liegend, seine Träume schicken konnte. Auf Lesbos legte sie ihre kühle, distanzierte Art Fremden gegenüber ab, wirkte herzlich und ausgelassen, tanzte auf Tischen und trank mit den Männern bis in die Nacht hinein. Wenn es mich nicht gegeben hätte, wäre sie vielleicht für immer dorthin gezogen. Ich sehe meine Mutter vor mir, im schwarzen Spitzennachthemd noch bleicher wirkend, wie sie die Muschel ans Ohr hielt, die Augen schloß und sagte: »Ich höre das Meer rauschen, Zoë.« Und ihre Züge hatten sich entspannt, als würde sie auf dem Wasser treiben, schwerelos mit dem Element verschmolzen, geborgen. Sie hatte nie Angst vor dem Meer gehabt.

Einmal rief mich mein Vater an, ob ich nicht zu ihm kommen wollte, bis meine Mutter aus dem Krankenhaus käme. Ich könnte ja auch in H. zur Schule gehen. Seine Stimme klang weich und besorgt, und für einige Sekunden schwankte ich, ob ich das Angebot nicht annehmen sollte. Aber dann stellte ich mir vor, wie meiner Mutter zumute sein würde, wenn sie mich in seinem Haus wüßte, in Nadjas Obhut, und daß ich sie dann nicht mehr besuchen könnte. Wie einsam sie wäre. Und ich lehnte ab.

Zwei Monate nach der Operation wurde meine Mutter entlassen. Sie hatte sich ein Taxi nehmen und allein nach Hause fahren wollen, doch ich hatte ihr das verboten und Paula angerufen, ob sie mich fahren könnte. Am nächsten Tag holte sie mich ab. Mühsam quälten wir uns durch den Freitagnachmittagsverkehr und kamen eine halbe Stunde zu spät. Den roten Koffer neben sich, stand meine Mutter bereits vor der Tür und wartete. Mit geschlossenen Augen hielt sie das Gesicht in die Aprilsonne. In der Hand glimmte eine Zigarette. Sie lächelte.

Ich hatte in der ganzen Wohnung Blumen verteilt. Es duftete betörend, als wir zur Tür hereinkamen. »Endlich wieder zu Hause«, sagte meine Mutter und nahm mich in die Arme.

Unser Zusammensein war nur kurz. Vier Wochen später fuhr sie zur Kur in den Spreewald. Wir hatten uns gerade wieder aneinander gewöhnt und unseren alten Umgangston wiedergefunden. Deshalb fiel mir der Abschied doppelt schwer. Einen Tag danach wachte ich mit heftigen Bauchschmerzen auf, und innerhalb weniger Stunden wurde mir der Blinddarm entfernt. Als ich aus der Narkose erwachte, lag ich auf derselben Station, auf der meine Mutter noch bis vor kurzem gelegen hatte, und ich glaubte mich in einen Alptraum versetzt. Die Ärzte und Schwestern hatten einige Mühe, mich zu beruhigen, daß ich nicht an Krebs, sondern nur am Blinddarm operiert worden war.

Anschließend zog Paula für drei Wochen bei mir ein. Sie riß zwar ständig die Fenster auf, nachdem sie mich vorher mit dicken Räucherstäbchen narkotisiert hatte, und war noch unordentlicher als ich, aber wir kamen letztlich gut miteinander aus. Immerhin schaffte sie es, dank ihrer heilpraktischen Wickel, Pflästerchen und Salben meine Narbe fast gänzlich verschwinden zu lassen.

Eines Tages, Paula hatte sich gerade zum Mittagsschlaf hingelegt, und ich machte den Abwasch, stand sie in der Tür. »Hallo, Zoë, wie geht es dir?« Ich drehte mich um und war für einen Moment sprachlos. Meine Mutter, die ich zuletzt immer nur mit kurzen Haarstoppeln gesehen hatte, trug eine schwarze, halblange Perücke mit Ponyfransen. Ich erkannte sie kaum wieder.

»Hella, setz dieses Ungetüm sofort wieder ab«, befahl ich. »Du siehst aus wie eine Vogelscheuche, total lächerlich!« brach es aus mir heraus.

»Bist du verrückt, die hat fünfhundert Mark gekostet.« Sie schaute mich verständnislos an. »Ich finde, sie steht mir. Außerdem muß ich mit meinem Kopf herumlaufen und nicht du. Also halt dich da raus!«

»Wie du meinst«, sagte ich gekränkt und wandte mich wieder dem Abwasch zu.

Das war eine etwas seltsame Begrüßung. Aber im Grunde verbargen wir damit nur, wie sehr wir einander vermißt hatten. Die Perücke trug sie noch eine Woche und ließ sie danach für immer im Schrank verschwinden.

Meine Mutter war ein paar Tage früher als erwartet aus dem Spreewald zurückgekommen. Sie hatte es unter all den jammernden Rekonvaleszenten einfach nicht mehr ausgehalten und ein Taxi genommen, ohne auf den horrenden Fahrpreis zu achten. Sie wollte nur noch nach Hause. Drei Tage lang sah ich sie fast nur schlafen. Dann stand sie auf und sagte: »Zoë, ich bin wieder ins Leben zurückgekehrt!« Und von da an sprach sie kein Wort mehr über das, was hinter ihr lag, sondern nur noch von der Zukunft.

In den folgenden Monaten entwickelte sie eine fast hektische Betriebsamkeit. Sie prozessierte gegen ihren ehemaligen Chef, der sie entlassen hatte, engagierte sich in der Gemeindearbeit, indem sie die Redaktion der lokalen Kirchenzeitung übernahm, besuchte Kochkurse, war oft im Kino oder in Konzerten und lernte Griechisch mit einer Leidenschaft, die ich sonst nur beim Essen oder Rauchen von ihr kannte.

»Ich muß wieder nach Lesbos«, sagte sie eines Tages. Es war Ende November, und seit Tagen hing ein bleierner Himmel über Berlin, der ihre Stimmung verdüsterte. »Ich brauche Sonne, Muscheln und Schmetterlinge, das Meer, das mich heilt, das mir meinen Körper von früher zurückgibt.« Ich war froh darüber, weil ich spürte, daß sie Kraft schöpfte aus dieser Vorstellung, und wie sie ab einem bestimmten Punkt nur noch dafür zu leben schien. Als könnte sie auf den griechischen Inseln die Krankheit für immer hinter sich lassen.

Wir hatten das folgende Frühjahr dafür eingeplant. Ein halbes Jahr blieb ihr, um zu genesen und ihr Griechisch so weit zu vervollkommnen, daß sie unsere Bekannten auf Lesbos mit geschliffenen Sätzen überraschen konnte. Ein halbes Jahr, von dem sie noch nicht wissen konnte, daß es ihr Leben ändern würde, eine gestundete Zeit, beginnend an jenem 28. Dezember 1998, als sie eine nicht ganz ernst gemeinte Kontaktanzeige im Internet aufgab:

»Suche Griechen, der Lampen zum Leuchten bringen und mir meinen Videorecorder programmieren kann.«

ZWEITER TEIL

Weißgott, was wir wohl,
eh wir liebten, trieben?
John Donne

Was danach passierte, zerriß den Kokon, in den wir uns eingesponnen hatten, entfremdete uns, in einer Zeit, als ich meine Mutter mehr denn je gebraucht hätte. Bis sie eines Tages tot und ich erwachsen war. Was bleibt, sind Fäden der Erinnerung, Gespinste aus Wahrheit, Traum und Sehnsucht, aus denen ich mir ihr Bild zusammensetze.

Ich lese eure Briefe und versuche zu verstehen, was damals mit dir, mit uns geschehen ist. Hörst du, Mutter? Ich rede mit dir.

Date: 29 Dez 1998 09:54
From: nikostravel@hotmail.com
To: helenaonline99@yahoo.de
Subject: Deine Anzeige

Liebe Unbekannte,

habe heute Deine Anzeige gelesen und laut aufgelacht, weil Deine Beschreibung genau auf mich zutrifft. Zu handwerklichen Sachen bin ich immer bereit, kann also auch einen Videorecorder reparieren und Lampen in Ordnung bringen. Sonstige Hausarbeit ist allerdings nicht mein Fall (nur abwaschen, wenn es sein muß). Ich bin nämlich Grieche und lebe auf Kreta, beherrsche Deutsch jedoch fast wie meine Muttersprache, denn ich habe mehr als zwanzig Jahre in Deutschland gelebt. Und weil das an dieser Stelle wohl dazugehört, folgt eine kurze Beschreibung meiner Person: 40 Jahre, 1,90 Meter groß, dunkelblond, hellblaue Augen.

Ich schreibe Dir, weil ich neugierig bin, weshalb Du einen Mann mit den genannten Kriterien suchst. Über eine Mail von Dir würde ich mich freuen. Bis dahin wünsche ich Dir noch ein gutes neues Jahr.

Liebe Grüße
Nikos

Es war der erste Brief eines Griechen. Noch war es ein Spiel für dich. Viele Männer antworteten dir auf deine Anzeige, mehr, als du gedacht hattest. Und einigen schriebst du eine Zeitlang. Zum Beispiel einem Professor im Ruhestand, der dich, statt Griechisch zu sprechen, lieber »anfassen« wollte. Du hast gelacht und geantwortet: »Behalt Deine Finger bei Dir!« Einem Neunzehnjährigen, der »bei einer reifen Frau in die Lehre gehen« wollte, schriebst du: »Krieg Du erst mal Deine Akne in den Griff!« Du konntest in eine Rolle schlüpfen oder ehrlich sein, dich zu erkennen geben oder wieder verschwinden im Cyberspace. Du warst niemandem gegenüber rechenschaftspflichtig und fühltest dich wie ein Teenager. Mich irritierte das. Deine seltsam überbordende Fröhlichkeit, dein Optimismus und das virtuelle Spiel mit den Männern verwirrten mich. Obwohl ich mir doch nichts sehnlicher wünschte, als daß es dir wieder gut ginge und du am Leben bliebst. Aber nicht für andere, sondern für mich.

Date: 03 Jan 1999 21:02
From: helenaonline99@yahoo.de
To: nikostravel@hotmail.com
Subject: Sohn des Zeus

Giasou (falsch?) Nikos,

mein Herz klopft. Sitzt Du jetzt im Büro, in einem Reisebüro vielleicht? Deine Adresse hört sich danach an.

Bist Du ein echter Grieche? Der Beschreibung Deines

Äußeren nach nicht, da denkt frau doch eher an eine hiesige Schönheit. Ich bin übrigens eine waschechte Deutsche. Auf Kreta war ich noch nie, obwohl da eben »Krethi und Plethi« hinfahren. Meine Liebe gilt Lesbos, aber auch das Festland von Ioannina bis Piräus hinunter kenne ich gut. Na ja, nicht so gut wie ein Grieche, aber besser als so mancher Deutsche. Du hast also hier gelebt? Wo denn? Und wohin fährst Du, wenn Du herkommst?

Um auf Deine Frage zu antworten, meine Anzeige kam so zustande: Eigentlich wollte ich meine Langlaufski verkaufen und hatte einen Text dafür vorbereitet. Irgendwie kam ich aber nicht in die richtige Rubrik (nicht ganz unbeabsichtigt), und da wurde ich plötzlich aufgefordert, meinen »Herzklopfen«-Text einzugeben. Hab ich getan, und das war auch ganz spaßig. Meine Langlaufski habe ich nun zwar immer noch, dafür aber eine Menge netter Zuschriften.

Allerdings von keinem Griechen. Und das liegt mir doch sehr am Herzen. Seit vielen Jahren fahre ich nach Griechenland. Eine Freundin von mir hat zehn Jahre in Agia Paraskevi auf Lesbos gelebt, und dort haben wir uns bei jedem Urlaub eingenistet. Inzwischen ist sie wieder in Deutschland, aber ich liebe meinen griechischen Urlaub mehr denn je. Vor kurzem begann ich sogar Griechisch zu lernen, weil ich es leid war, nicht mit den Nachbarn im Dorf reden zu können. Überall ist mir so herzliche Freundschaft entgegengebracht worden, und ich konnte nur »ja, nein, bitte, danke« sagen. Ich liebe Eure Sprache! Und Eure sehr eigene Mentalität, die Sicht auf die Welt, Euren Glauben an die Menschen.

Das mit dem Videorecorder und der Lampe fand ich einfach witzig. Da ich gerade umgezogen bin und mit meiner sechzehnjährigen Tochter allein lebe, fehlt mir manchmal ein Techniker, manchmal ein Computerspezialist, dann wieder ein Elektriker. Meistens allerdings ein Mensch zum Reden.

Schreibst Du mir wieder? Ich freue mich darauf und werde bestimmt antworten.

Liebe Grüße
Maria-Helena

Agia Paraskevi. Ein kleines Dorf inmitten eines Olivenhains, wenige Autominuten vom Meer entfernt. Wir liefen barfuß über die staubige Dorfstraße. Wir liebten es, wenn unsere nackten Füße den heißen Boden berührten. Aus den Fenstern verfolgten uns Blicke. Man kannte uns hier, wir waren in jedem Haus willkommen. Und doch blieben wir die Fremden, die seltsame Dinge tun, wie Barfußlaufen, als hätten wir kein Geld für Schuhe.

Ich dachte an Pavlos, einen sechzehnjährigen Griechen, in den ich mich verliebt hatte und den ich nicht mehr sehen würde. Ich war zwölf, und seine feuchten Küsse schmeckten nach Salz und Knoblauch. Nachdem wir uns einige Zeit gesehen hatten, war sein Vater zu uns gekommen und hatte verkündet, daß wir in fünf Jahren heiraten dürften. Ich habe gelacht. Aber dein Blick verriet mir, daß du die Sache eingefädelt hattest. Es war nicht das erste Mal, daß du mich verkuppeln wolltest. Vielleicht wolltest du dich auf diese Weise mit den Griechen verbinden, deren Art zu leben dir gefiel. Heute wundert es mich, daß du dich nicht schon damals in einen Griechen verliebt hast.

Date: 04 Jan 1999 11:23
From: nikostravel@hotmail.com
To: helenaonline99@yahoo.de
Subject: Märchenprinz

Giasou geht auch! Hallo Helena,

danke für Deine Mail. Ich bin tatsächlich im Büro und arbeite in einer Reiseagentur. Ich betreue Gäste, die nach Kreta kommen, kümmere mich um Reservierung, Transfer, Ausflüge etc.

Ich bin übrigens nur ein zugezogener Kreter. Ursprünglich komme ich vom Peloponnes, der griechischen Halbinsel im Süden, aus der Nähe von Olympia, wo die olympischen Spiele begannen. Auf Lesbos war ich noch nicht, aber nach Ioannina komme ich schon öfter oder nach Thessaloniki und Athen. In Deutschland habe ich hauptsächlich in Bayern gelebt. Wenn ich nach D komme, dann meist nach München, und oft bleibe ich bei Bekannten in Ulm. In Berlin war ich erst ein Mal, zur Tourismusmesse (ITB). Wo genau lebst Du denn??

Da Du bereits eine sechzehnjährige Tochter hast, mußt Du recht jung gewesen sein, als Du sie bekamst. Es ist im Moment sicher nicht einfach mit ihr, mitten in der Teenager-Zeit.

Weshalb gibt es in Deutschland so viele alleinerziehende Mütter und sogar Väter? Bei uns kommt das seltener vor, denn das Familienleben ist noch recht intakt. Wir sind doch recht anders als die Deutschen, unter denen ich ja so lange gelebt habe. Wir genießen das Leben, lassen öfter mal fünfe gerade sein und lassen uns auch von Gesetzen und Vorschriften nicht so einengen wie die Deutschen. Wir leben nicht, um zu arbeiten, sondern arbeiten, um zu leben. Du kennst das sicherlich von Deinen Griechenlandurlauben und verstehst vielleicht auch, warum ich nach 25 Jahren in Deutschland lieber hier lebe. Mein Deutsch ist aber immer noch besser als meine Muttersprache. Ti na kanoume (Was will man machen)? Hast Du das verstanden?

Wie Kreta ist? Anders als viele ägäische Inseln, an einigen Stellen sogar ungewöhnlich fruchtbar. Da wachsen nicht nur Millionen Olivenbäume. Im Norden, um Chania herum, findest Du auch riesige Orangenplantagen mit zuckersüßen Früchten, die leider nie nach Deutschland kommen. Aber auf Kreta selbst bringen sie fliegende Händler mit ihren klapprigen Lastern bis in die entlegensten Bergdörfer. Wußtest Du, daß sich südlich von Heraklion das größte zusammenhängende

Weingebiet Griechenlands erstreckt? Zentralkreta besteht jedoch aus riesigen, karstigen Bergmassiven wie dem Ida-Gebirge, wo Zeus aufgewachsen sein soll. Und auch der Süden ist weitestgehend baumlos. Vielleicht kommst Du ja eines Tages selbst, dann kannst Du hier alle unsere Ausflüge mitmachen. Und wenn ich Dich besuchen komme, dann bringe ich meinen Werkzeugkasten gleich mit. Ich hoffe, bald mal wieder von Dir zu hören.

Polla Filakia apo tin Kriti (Viele Küßchen aus Kreta)

Nikos

Date: 05 Jan 1999 16:03
From: helenaonline99@yahoo.de
To: nikostravel@hotmail.com
Subject: Hallo

Hallo Nikos,

ein schöner, langer Brief. Vielen Dank! Vielleicht werde ich mir Kreta tatsächlich einmal ansehen. Keine Angst, Du brauchst nicht Frau und Kinder in Sicherheit zu bringen, ich werde Dich nicht überfallen. Wann ist denn die ITB?

Ich lebe übrigens nicht aus Überzeugung allein. Mein Ex-Mann, der ziemlich wohlhabend ist, hat mich wegen unseres Kindermädchens verlassen, obwohl er schon fünf Kinder (nicht alle von bzw. mit mir) zu unterhalten hatte. Er wollte noch mehr Kinder in die Welt setzen. Was kostet's? Vielleicht würden wir nicht so leichtfertig mit unseren Mitmenschen umgehen, wenn wir weniger Geld hätten.

Was Griechenland betrifft, so war ich dort nie an den gängigen Orten, sondern habe immer in unerschlossenen Gegenden gewohnt. Diese traditionelle Kleinwelt dort hat mich sehr beeindruckt. Wenn ich einmal uralt bin, kann ich mir durchaus vorstellen, in Griechenland zu wohnen. Zoë hat sich sogar schon einmal für die deutsche Schule in Athen interessiert. Nun will sie aber nach Amerika, und dann werden wir weitersehen. Sie wird ab August 99 ein Highschool-Jahr dort machen und bereitet sich schon darauf vor. Vorher wollen wir noch zusammen nach Griechenland fahren. Und eben deshalb muß ich noch viel lernen, nächste Woche geht zum Glück mein Unterricht wieder los. Vielleicht entwerfe ich mal einen Brief auf griechisch und hänge ihn als Attachment an die E-Mail.

Vor Weihnachten war ich in einem Konzert mit Liedern aus dem Mittelmeerraum von Savina Yannatou. Ich habe griechische Lieder erwartet und war etwas enttäuscht. Es waren alte jüdische Gesänge, die mir sehr fremd waren. Aber die Stimmung war sehr schön, und es wurde doch ein gelungener Abend. Sollte Charis Alexiou mal kommen, wäre ich sofort da. Einmal habe ich sie in Mytilini erlebt, aber das reicht nicht für ein ganzes Leben.

Für heute genug, ich muß an den Kochtopf (wo Frauen ja hingehören). Wie wär's mit fillo kroustas me feta kai vasiliko? Ean thelis grapse mou. Tha charo poly. Gia sou – kai filakia apo to Berolino. (Wie wär's mit Schafskäse und Basilikum in Blätterteig?) Schreib mir. Ich würde mich freuen. Küßchen aus Berlin

Deine Hella

Nikos schien dir sofort etwas zu bedeuten, sonst hättest du die Briefe an ihn nicht mit »Deine Hella« unterschrieben. Maria-Helena, wie du bei den anderen unterschriebst, hatte dich Vater genannt, wenn ihr Probleme miteinander hattet. Deine Freundinnen und Sarah, deine Nichte, die dir so ähnlich sah, sagten Hella zu dir. Sarah war skeptisch, was die Ernsthaftigkeit der Internetmänner betraf. Aber du hattest ihre Einwände vom Tisch gefegt: »Ich habe Lust auf einen Mann, mir macht das

Leben wieder Spaß, nachdem ich Monate lang keine Luft mehr gekriegt habe unter all den Kranken und Sterbenden! Was ist Schlimmes daran? Vielleicht will ich ja ihre wahre Geschichte auch gar nicht wissen. Vielleicht brauche ich gar keinen echten Mann. Vielleicht reicht es mir, wenn er nur meine Seele streichelt.«

Date: 11 Jan 1999 12:47
From: nikostravel@hotmail.com
To: helenaonline99@yahoo.de
Subject: Märchen?

Hallo Hella,

vielen Dank für Deinen laaangen Brief. Ich wurde gerade operiert (Leistenbruch) und bin erst gestern entlassen worden. Deshalb melde ich mich erst jetzt wieder.

Die Tourismusmesse findet vom 6. bis 10. März statt. In der Zeit werde ich auch dort sein. Ich werde in Charlottenburg wohnen. Lebst Du weit davon entfernt? Es wäre schön, wenn Du mir dann ein bißchen Berlin zeigen könntest. Ich kenne mich bisher kaum aus. Meist pendelt man ja nur zwischen Hotel und Messegelände. Und abends ist man todmüde. Da bleibt kaum Zeit für Sightseeing. Aber für Dich würde ich mir schon Zeit nehmen.

Die Sängerin Savina Yannatou kenne ich gar nicht. Das liegt aber daran, daß ich mich noch nicht so sehr mit griechischer Musik beschäftigt habe. Aber Charis Alexiou ist auch eine meiner Lieblingssängerinnen. Wenn sie hier auftritt, gebe ich Dir Bescheid.

Filo me Krusta kai wasiliko kai feta hört sich gut an. Leider darf ich im Moment nicht viel essen, damit die Wunde gut verheilt. Diladi kapos etsi, katalaves? Sou efchome kali mera, kai elpizo na akouso nea sou sintoma apo to BEROLINO (So ungefähr, verstehst Du? Ich wünsche Dir einen schönen Tag und hoffe, in Kürze Neues von Dir aus Berlin zu hören).

Nikos

Du warst dir nicht sicher, ob du ein Treffen wolltest. Du hattest Angst vor dieser Begegnung. Angst vor dem Ende der Anonymität. Sie gab dir die Macht, jederzeit aufhören zu können. Du wolltest dich nicht verpflichten, keinen Erwartungen genügen, frei sein in deinen Entscheidungen. Aber in Nikos' Briefen war etwas, das dich anzog, das dir Vertrauen einflößte. Dennoch glaubtest du nicht, daß ihm dein Alter nichts ausmachen würde. Als du mich gefragt hattest, ob du ihn sehen solltest, hatte ich dir nicht geantwortet. Es war mir gleichgültig. Ich wollte nichts mehr mit deinen Männergeschichten zu tun haben. Du hast ihm dann nicht mehr geschrieben und gemeint, damit diese Geschichte beendet zu haben. Du hast mein Zimmer gemieden, als wäre es die verbotene Kammer der Märchen, warst launisch und gereizt. Aber ich war erleichtert.

Bis Nikos zwei Wochen später erneut schrieb, voller Sorge, ob du krank seist. Als ich dir beim Abendbrot gleichgültig davon berichtete, fiel dir das Brot aus der Hand. Ich wußte nicht, ob vor Schreck oder Freude. Abrupt bist du aufgestanden und in mein Zimmer verschwunden. Wütend räumte ich den Tisch ab. Als ich ins Bett ging, saßest du noch immer vor meinem Computer, den du nun für weitere Wochen okkupieren solltest.

Date: 27 Jan 1999 20:26
From: helenaonline99@yahoo.de
To: nikostravel@hotmail.com
Subject: Lebenszeichen

Gia sou Nikos,

aber sicher gibt es mich noch. Die Wahrheit ist, daß ich »kalte Füße« bekommen habe, als ich daran dachte, daß Du irgendwann hier auftauchen könntest. Jetzt, wo Du nachfragst, muß ich mich wohl dazu stellen. Ich werde Anfang März 55. Wenn Du Dich also mit dem Gedanken trägst, von einer attraktiven jungen Frau durch Berlin geführt zu werden, muß ich Dich enttäuschen. Im übrigen lebe ich recht bescheiden, weil ich seit fast einem Jahr krank und arbeitslos bin. Seit einiger Zeit fühle ich mich aber wieder gut. Deshalb habe ich im Dezember diese Anzeige aufgegeben. Damit habe ich mich sozusagen ins Leben zurückgemeldet, verstehst Du?

Ich wollte mich heimlich davonschleichen, als mich die Angst überkam. Aber das hast Du nicht verdient, denn Deine Briefe unter all denen, die mir geantwortet haben, empfand ich immer am persönlichsten. Und so lege ich Dir hier mein erbärmlich schlechtes Gewissen auf den Tisch und lasse Dich entscheiden, ob Du wieder antwortest.

Ich jedenfalls denke gern an Dich und schicke Dir liebe Grüße übers Meer,

Hella

Date: 29 Jan 1999 13:51
From: nikostravel@hotmail.com
To: helenaonline99@yahoo.de
Subject: Keine Sorge

Hallo Hella,

ich bin froh, wieder von Dir zu hören. Ich hätte es schade gefunden, wenn Du Dich einfach so davongeschlichen hättest. Und ich danke Dir, daß Du so ehrlich warst, mir auch die Beweggründe dafür zu beichten. Nicht jede würde dies tun. Ich habe Dich bisher auf etwa 45 geschätzt. Mir kam gar nicht in den Sinn, Du könntest erst 20 sein.

Und wegen Berlin mach Dir keine Sorgen. Vielleicht habe ich gar nicht genug Zeit für einen Stadtbummel. Trotzdem würde ich mich gern mit Dir treffen, auf einen Kaffee oder abends auf ein Bier. Ich bin mittlerweile einfach neugierig auf Dich, weißt Du? Und hab keine Angst, ich will nichts von Dir, außer vielleicht eine fröhliche, unbefangene und liebevolle Freundschaft.

So, ich muß wieder los. Habe eine Menge zu organisieren, da ich in den Osterferien eine Reisegruppe betreuen muß. Aber ein paar Tage gönne ich mir auch zu Hause auf dem Dorf.

Ich wünsche Dir alles Gute und Liebe und hoffe, bald wieder von Dir zu hören.

Gia sou
Nikos

Date: 31 Jan 1999 22:01
From: helenaonline99@yahoo.de
To: nikostravel@hotmail.com
Subject: Berlin, Berlin!

Hallo, Du Lieber!

Was für ein lieber Brief von Dir. Ich habe ihn dreimal gelesen. Poly oreo (Sehr schön)! Danke. Jetzt freue ich mich auch auf unser Treffen! Freundschaft zwischen einem Mann und einer Frau? Ich glaube nicht, daß es sie gibt. Nur zu oft habe ich Übergriffe erlebt, die nicht in eine Freundschaft gehören, auch mit Frauen. Deshalb fällt es mir heute schwer, Vertrauen aufzubauen, Nähe zuzulassen und doch nicht mißverstanden zu werden. Das ist schade, denn eigentlich sollte es doch möglich sein. Aber weil ich aus Schaden nicht klug werde, bin ich schon wieder dabei, mich zu öffnen. Mit griechischen Männern habe ich nämlich bisher sehr angenehme Erfahrungen gemacht. Wenn ich meine Ziele und Grenzen erklärte, wurden die immer ehrenhaft respektiert. Das hat mir gut gefallen, besonders, weil ich das nicht mal von meinem eigenen Mann kannte. Dieser Mann ist sowieso ein dunkles Kapitel in meinem Leben, das ich auch nicht loswerde, bis die Kinder erwachsen sind.

Sag mal, bist Du eigentlich echt? Gute Frage, was? Ich meine, bist Du hier in Deutschland geboren oder in Griechenland und dann erst mit Deinen Eltern hergekommen?

Ostern habe ich noch nie in einem griechischen Dorf miterlebt. Sicher ist es sehr schön. Ich verbringe es immer auf dem Eis, in einem Harzer Trainingscamp, wo es eine Sommereisbahn gibt. Lustig, nicht? Während meine Tochter Zoë wie eine Wilde hüpft und springt und Pirouetten dreht und neuerdings um die Wette läuft, habe ich mich inzwischen dem Eistanz ergeben. Schon als Kind habe ich stundenlang den Läufern beim Trainieren zugeschaut. Pirouetten, Doppelter Axel, Todesspirale, ich tanzte alles im Kopf mit. Zoë entdeckte ihre Leidenschaft für das Eiskunstlaufen, als wir nach Berlin kamen. Im Winter sind wir fast jedes Wochenende auf der Eisbahn oder irgendeinem See.

Ein lieber Gruß von Hella

Deine Schlittschuhe hinterließen dünne Risse. Ich folgte deiner Spur, ohne dich zu sehen. Nebel löste deinen Körper in tanzende Schatten auf. Nur das langgezogene Knirschen der Kufen verband uns und das Dongen des Eises, unter dem der See stöhnte. Es klang wie das Singen von Walen, klagend und unheimlich. Ich hatte Angst und rief nach dir. Du hörtest mich nicht. Du gehörtest dem Eis.

Date: 31 Jan 1999 13:11
From: nikostravel@hotmail.com
To: helenaonline99@yahoo.de
Subject: Ich hab noch (k)einen Koffer in Berlin

Hallo Hella!

Du scheinst ja wieder richtig aufgeblüht zu sein! Das freut mich sehr.

Du schreibst, daß es Freundschaft nicht geben kann zwischen Mann und Frau. Ich aber sage Dir, es gibt sie, und spreche aus eigener Erfahrung. Mag sein, daß zu Beginn der eine oder der andere mehr will, aber wenn man über diesen Punkt hinweg ist, kann sich eine wunderbare Freundschaft entwickeln. Sicher sind nur wenige Männer dazu in der Lage, sei es aus Eitelkeit, Egoismus oder verletzter Männlichkeit. Die meisten können eine Abfuhr, so nett sie auch verpackt wird, nicht ertragen und wollen dann nichts mehr mit der Frau zu tun haben oder behaupten im Freundeskreis alles mögliche. Anders als die deutschen Männer haben wir Griechen, glaube ich, mehr Respekt gegenüber Frauen. Ich habe schon einmal meinen besten deutschen Freund verprügelt, weil er gegenüber einer Frau handgreiflich geworden ist.

Ich kann durchaus verstehen, daß es Dir nicht leichtfällt, Vertrauen zu entwickeln. Andererseits muß man es ab und zu riskieren. Die Chancen, daß es schiefgeht, stehen immer fünfzig zu fünfzig. Erzählst Du mir in Berlin mehr über Deinen Mann?

Nun zu mir. Ja, ich bin »echt«. Ich bin der Sohn »echter« Griechen und auch in Griechenland geboren. Noch bevor ich in die Schule kam, gingen meine Eltern als Gastarbeiter nach Bayern. Zu Hause sprach ich griechisch, und Deutsch lernte ich mit meinen Spielkameraden auf der Straße und später in der Volksschule und auf dem Gymnasium. Griechisch Lesen und Schreiben hat mir mein Vater beigebracht. Leider gab es damals keine griechische Schule in der Nähe, sonst wäre meine Rechtschreibung besser.

Gestern habe ich im Fernsehen Eistanz gesehen. Paarlauf gefällt mir sehr. Heißt es nicht: Wenn es dem Esel zu wohl ist, geht er aufs Eis tanzen und bricht sich das Bein!!??

Hier auf Kreta hat es sogar schon geschneit, was sehr selten ist. An der Küste haben wir aber acht Grad plus. In der Agentur sieht es gut aus für den kommenden Sommer. Wir haben schon jetzt ein Plus von fünfzehn Prozent gegenüber dem Vorjahr. Offensichtlich ist Griechenland wieder gefragt.

So, jetzt muß ich mal wieder etwas tun hier.

Sei lieb umarmt!

Gia sou kai filakia (Grüß Dich und Küßchen)

Nikos

Date: 03 Feb 1999 07:48
From: helenaonline99@yahoo.de
To: nikostravel@hotmail.com
Subject: Gia sou

Oh, guten Morgen!

Hab ich doch gestern vergessen, Dir zu schreiben. Aber ich mußte in den letzten Tagen Seelsorgerin sein. Meine Freundin Maria (eine Halbgriechin) hat sich gerade von ihrem Partner getrennt und weinte sich bei mir aus. Und weil sie noch keine richtige Wohnung gefunden hat, gab sie mir ihre zwei Hunde, einen Kater und zwei Mäuse in Pflege. Du kannst Dir vorstellen, daß ich mich wie in einem Tierheim fühle. Die Hunde rennen nervös durch die Zimmer und müssen dreimal am Tag nach draußen, die Mäuse fiepen zum Erbarmen, und Gino, der Kater, sitzt am liebsten auf der Tastatur. Offenbar hat er morgens seine Schmusestunde, ich komme gar nicht an die Tasten, so liebebedürftig ist er. Gerade blickt er mich mit seinen graugrün gesprenkelten Augen zärtlich an und maunzt jämmerlich. So eine Trennung ist wie eine Scheidung, genauso schmerzhaft und schwierig. Man teilt die Tiere wie die Erinnerungen, die Möbel, das Essen, das Geld … und ist dann in der Seele doch nicht getrennt.

Heute nacht habe ich darüber nachgedacht, wie Du wohl aussiehst. Und damit Du Dir ein Bild von mir machen kannst, beschreibe ich mich jetzt mal: Ich bin recht groß, 1,72 Meter, und habe das immer genossen. Mein Gesicht ist schmal und etwas streng, wofür wahrscheinlich meine sich steil nach oben wölbenden Augenbrauen verantwortlich sind. Das mag ich nicht so sehr, weil ich viel lieber sanft und weich, eben weiblich, wirken möchte. Dafür finde ich meine braunen Augen ganz schön (wenigstens etwas Sanftes). Mund und Nase kann ich nicht beschreiben, normal eben. Meine Haare sind dunkel, halblang mit Pony, den ich meist mit einem Haarreif nach hinten trage. Vor kurzem trug ich sie noch lang. Vor zwei Wochen hat der Friseur bei der Lockwelle einen Fehler gemacht und mußte anschließend die ganze Pracht abschneiden. Ich sah aus wie ein Strauchbesen. Am liebsten trage ich Kleider und Röcke. Viele sagen, ich sei arrogant und unnahbar, ich trüge die Nase hoch. Aber das wirkt einfach nur so, weil ich sehr gerade gehe. Ich bin eben kritisch, vorsichtig, wählerisch, und das drücke ich auch aus.

Moment, ich muß erst den Kater streicheln …

Was macht Dein Leistenbruch? Ist er jetzt vollkommen weg? Mir ist nämlich nach der letzten OP die Bauchdecke geplatzt, was irreparabel ist, aber wenig Beschwerden macht, außer optischen, kosmetischen. Ich meine, es sieht einfach scheußlich aus.

Sicher fängt Dein Dienst gleich an. Ich wünsche Dir einen schönen Tag, sei nett zu den Touristen, die brauchen das. Kalt ist es bei uns auch, aber es gibt ja kein schlechtes Wetter, nur falsche Kleidung!!! Bis bald.

Hella

Den Kater auf dem Schoß, hast du stundenlang rauchend am Computer gesessen, warst glücklich, wenn Nikos schrieb, und enttäuscht, wenn er nicht sofort auf deine Briefe antwortete. Kam Sarah zu uns, gab es nur ein Thema: Nikos und sein bevorstehender Besuch in Berlin, ob du ihn sehen, und wenn ja, was du dann anziehen solltest, welche Frisur am passendsten wäre und wohin das Ganze führen könnte. Du benahmst dich wie ein Teenager vor dem ersten Date. Mir kam das lächerlich vor. Anfangs hatte ich gedacht, diese Mailerei wäre ein Spiel, eine Marotte, die wieder verginge. Wieso wolltest du plötzlich einen Mann in unser Leben zwängen, das sich zu zweit so gut angefühlt hatte? »Ich brauche keine Männer mehr, um glücklich zu sein«, hattest du immer gesagt. »Eines Tages muß man ja doch vor ihnen fliehen, vor dem Verrat, ohne den sie nicht leben können.«

Was meintest du mit Verrat? Es war ein rätselhaftes Wort, pathetisch und absolut. Ich spürte, daß es etwas zerstört haben mußte in dir, unwiderruflich, und daß mein Vater der erste gewesen war, der dir das angetan hatte. Von drohendem Verrat war mit Nikos' Eintritt in dein Leben keine Rede mehr. Du warst verliebt und lebtest wieder mit einer Lust, die mir fast angst machte. Aber war nicht alles gut, was den Krebsdämon vertrieb? Ich hatte einmal gelesen, daß das Immunsystem glücklicher Menschen weniger anfällig sei für Krankheiten. Was wollte ich mehr? Seltsamerweise beruhigte mich dieser Gedanke damals nicht. Doch ich wußte nicht, warum.

Date: 04 Feb 1999 17:40
From: nikostravel@hotmail.com
To: helenaonline99@yahoo.de
Subject: Kalispera (Guten Abend)

Kalispera Hella,

da ich mit technischen Problemen kämpfe in der Agentur, schnell eine Mail zwischendurch.

Bei Deiner Freundin sehe ich mal wieder, wie leicht es in

Deutschland ist, sich zu trennen. Zurück bleiben dann genau die Sachen, die Du so schön beschreibst. Nun ja, ein Kater zum Schmusen ist auch nicht zu verachten.

Wie stellst Du Dir eigentlich mein Aussehen vor? Und warum beschreibst Du Dich so negativ? Magst Du Dich etwa nicht? Ich finde: Wem mein Aussehen nicht gefällt, der kann bleiben, wo der Pfeffer wächst.

Ich bin selbst auf meine Geheimratsecken stolz, die (vom vielen Denken natürlich!) über meiner ohnehin hohen Stirn immer lichter werden. Außerdem habe ich einen kleinen Bauch (la dolce vita!!) und trage am liebsten legere Sachen, Jeans, Hemden und Pullis, Anzug und Krawatte nur geschäftlich, aber dann mit Würde. Damit Du Dir ein Bild von mir machen kannst, werde ich Dir demnächst ein Foto von mir mailen. Ich hoffe, Du erkennst dann auch den »ausgeglichenen, ruhigen, zuverlässigen Ausdruck« in meinem Gesicht, von dem die Leute sagen, daß er in etwa meinem Charakter entspricht.

Wie konnte bei Dir die Bauchdecke platzen? Mein Leistenbruch ist zum Glück problemlos verheilt, aber eine häßliche Narbe blieb trotzdem. Nun ja, ab einem gewissen Alter kann man solche Sachen wohl nicht mehr vermeiden.

O, ich muß an meine Arbeit! In zehn Tagen fahre ich für drei Tage zu einem Kongreß nach Athen. Mach's gut bis zum nächsten Mal.

Gia sou
Nikos

Du hast an meinem Bett gesessen. Es war noch viel zu früh zum Aufstehen, aber der normale Rhythmus von Tag und Nacht war dir ohnehin schon abhanden gekommen. Du träumtest viel und lagst dann bis zum Morgen wach. Du mußt mich lange angesehen haben, denn ich wachte von deinem intensiven Blick auf. »Ich werde Nikos treffen«, sagtest du mit einem fast feierlichen Ernst in der Stimme, als hättest du eine schwere Entscheidung getroffen. Ich habe dich wütend angezischt, daß du mich schlafen lassen sollst, was mich das überhaupt anginge. Abrupt bist du aufgestanden, als wärst du über etwas erschrocken. Dann hast du die Zimmertür sehr vorsichtig hinter dir geschlossen. Warum habe ich dich damals nicht verstanden?

Date: 04 Feb 1999 22:57
From: helenaonline99@yahoo.de
To: nikostravel@hotmail.com
Subject: Ti kanis simera (Wie geht es Dir heute)?

Guten Abend, Nikos,

wie nennt man Dich eigentlich, wenn es nicht so offiziell klingen soll? Schön, daß Du trotz der vielen Arbeit geschrieben hast. Mit der laufenden Saison wird Deine Zeit immer knapper, stimmt's? Wahrscheinlich werden Dir die Touristen die Bude einrennen und Dich mit Haut und Haaren fressen. Es soll ja Urlauberinnen geben, die es auf freundliche, große, blonde, schönäugige Griechen abgesehen haben.

Also, ich werde mich jetzt etwas näher beschreiben und versuchen, mich objektiv zu sehen. Du hast mich durchschaut, was meine Zurückhaltung in diesen Dingen betrifft. Aber ich habe ziemlich schlechte Erfahrungen gemacht mit Leuten, die nur das Äußere sehen, deshalb zeige ich nicht viel davon.

Vor vielen Jahren arbeitete ich als Model in einer Werbeagentur (meist für eine Reisegesellschaft!), in der ich eigentlich als Assistentin angestellt war. Aber mein Chef hielt mein Gesicht für verkäuflicher als meine Fremdsprachenkenntnisse und setzte mich als Model ein. Er wollte aus mir »die schönste Frau« der Stadt machen. Irgendwann wurde ich unkündbar, weil mein Gesicht zum Markenzeichen geworden war. Meinem damaligen Mann wurde das irgendwann lästig, und er bestand darauf, daß ich als Sekretärin in seinem Architekturbüro anfing. Bald bestand mein Leben nur noch aus Zwängen. Ich hatte keinerlei Freiraum mehr, ob zu Hause oder im Büro. Alles hatte nach seinem Gusto zu gehen. Nachdem wir geschieden waren, lebte ich ein paar Jahre mit einem wesentlich jüngeren Mann zusammen. Er war mein Arbeitskollege und schätzte mich wohl ebenfalls als schönes Aushängeschild fürs Geschäft. Als wir uns trennten, war ich meine Rolle als »tolle Frau« endgültig leid. Schließlich habe ich auch was im Hirn. Schönheit relativiert sich mit den Jahren, aber die Seele wächst und wird stärker. Eine vitale, starke Frau mit Ausstrahlung. So möchte ich gesehen werden, und dann mag ich mich auch. Ich freue mich auf Dein Foto. Findest Du es auch so spannend, wie wir uns begegnen werden?

Von »Begegnung« komme ich jetzt auf »Bauch«. Ist ja nicht gerade logisch, aber wer weiß, was Herr Freud dazu sagen würde. Also, meine Bauch-OP war im vergangenen Jahr ziemlich schlimm. Im Februar diagnostizierte man Krebs, und bis September habe ich mehrmals im Krankenhaus gelegen und mit schlecht heilenden und platzenden Narben zu tun gehabt. Nun bin ich hoffentlich wieder gesund, aber der Bauch sieht aus wie ein Schlachtfeld. Na ja, die Bikinis hab ich inzwischen verschenkt, und in die Sauna gehe ich auch nicht mehr. Männer haben es da leichter, finde ich, oder sind nicht nur Frauen eitel?

Jetzt liegt schon wieder der Kater auf den Tasten und beißt nach meinen Fingern (weil die so flitzen).

Oh, es ist 23:19, für hiesige Verhältnisse recht spät. Sind bei Euch auch im Februar die Nächte so lebendig? Ist noch zu kalt, oder? Ich wünsche Dir einen schönen Traum,

Hella

Martin, dein Arbeitskollege, dein Geliebter, auf den du immer gewartet hast, der nie da war, wenn du ihn brauchtest. Zwei Jahre lang hast du all die Heimlichkeit und das Theater im Büro ertragen, das dich demütigte. Wenn er sich dann für eine Stunde oder zwei von seiner Familie hatte lösen können, hast du ihm alle Wünsche von den Lippen abgelesen, ihn mit den Augen verschlungen und gleichzeitig hattest du Angst, ihn zu festzuhalten. Einmal, das war kurz bevor er dich verließ, beobachtete ich, wie er dir mit Straßenschuhen auf den nackten Fuß trat und achtlos weiterging. Du hast nicht einmal aufgeschrien. Ich schämte mich für dich.

Date: 05 Feb 1999 13:07
From: nikostravel@hotmail.com
To: helenaonline99@yahoo.de
Subject: Kalimera

Guten Morgen, Hella,

wie man mich nennt? Na ja, bisher wurde ich immer Nik oder Niki genannt. Wenn Du magst, kannst Du mich gern Nik nennen.

Heute lasse ich mir etwas mehr Zeit mit der Arbeit, weil ich ein bißchen traurig war heute morgen. Ich hatte etwas verworrene Träume. Doch nachdem ich Deine Mail gelesen hatte, ging es mir wieder gut. Außerdem ist es heute endlich wärmer geworden, 14 Grad und purer Sonnenschein!

Du hast recht. In der laufenden Saison wird meine Zeit knapper. Die Touristen rennen uns wirklich manchmal die Bude ein, aber fressen laß ich mich von keinem. In meiner Zeit als Reiseleiter habe ich Sachen erlebt, die Du kaum glauben wirst. Die Touristen meinen oft, daß Du Arzt, Seelsorger, Sklave oder Wetterprophet bist, daß Du die tägliche Wassertemperatur des Meeres kennst und alle Pflanzen und Bäume.

Es soll tatsächlich Urlauberinnen geben, die es auf Griechen abgesehen haben, aber eher auf schwarzhaarige, mediterrane Typen, oder? Ich jedenfalls bin nicht so hübsch, daß mir die Touristinnen in Scharen nachlaufen. Außerdem bin ich nicht mehr Reiseleiter und daher nicht an der »Front«. Ich bin der Mann im Hintergrund, der dafür sorgt, daß alles reibungslos verläuft.

Du warst also Model für eine Reiseagentur. Ich kann mir vorstellen, daß es nicht einfach ist, hübsch zu sein. Mich interessiert das Äußere nicht so sehr, sondern der Mensch dahinter. Was er denkt, was er fühlt. In dieser Hinsicht bin ich philosophisch, was ja auch sehr griechisch ist. Leider betrachten viele Männer ihre Frauen als Besitz. Sie müssen gehorchen, oder sie werden bestraft, beschimpft oder gar geschlagen. Ich hoffe, daß Du solche Erfahrungen nicht machen mußtest. Ich mag Frauen, die klug sind, die eine eigene Meinung haben und die mir nicht alles durchgehen lassen.

Ich finde es auch spannend, wie wir uns begegnen werden. Ich werde bestimmt Hemmungen haben. In einem Brief ist es viel leichter, offen zu sein. Allerdings lerne ich Dich mit jeder Mail besser kennen, und das macht es schon leichter. Ich lese gerade über Deine Bauch-OP und den Krebs. Ich hoffe, daß Du nun gesund bist. Wenn ich ehrlich bin, rede ich nicht gern darüber. Das liegt daran, daß mein Vater an Knochenkrebs gestorben ist. Er lag lange im Koma, und wir hatten alle gehofft, er würde wieder aufwachen. Aber dann hat es sein Herz nicht mehr geschafft. Er war erst Anfang fünfzig. Ich habe ihn sehr gemocht und seinen Tod innerlich wohl noch immer nicht überwunden. Seither hasse ich Krankheit, Krankenhäuser und Beerdigungen. Über das »Schlachtfeld« mach Dir keine Gedanken. Hauptsache, Du bist gesund.

So, jetzt ist es schon 14 Uhr hier. Nachher gehe ich in ein Straßencafé und genieße die Sonne. Bei uns sind die Nächte zu dieser Jahreszeit auch nicht sehr lebendig. Bei etwa 0 Grad sitzen wir lieber zu Hause.

Mach's gut für heute. *seiliebgedrückt*
Nik

Date 06 Feb 1999 13:51
From: nikostravel@hotmail.com
To: helenaonline99@yahoo.de
Subject: Einfach so

Liebe Hella,

hatte gerade eine Menge zu tun im Büro und leider keine Post von Dir ...

Am Dienstag kommen russische Hoteleinkäuferinnen, die hier zum ersten Mal Hotelbetten buchen wollen, und ich mußte mich vorbereiten. Jetzt bin ich aber fertig und gehe nach Hause. Wollte Dir nur ein schönes Wochenende wünschen. Ich brauche jetzt einen Kaffee, und Dir schicke ich auch einen.

Mach's gut.
Nikos

Date: 07 Feb 1999 16:00
From: helenaonline99@yahoo.de
To: nikostravel@hotmail.com
Subject: Efcharisto poly for the nice coffee (Vielen Dank für den netten Kaffee)

Heißt das jetzt gia ton kafe? oder tin oder was? Auf jeden Fall vielen Dank, lieber Nik. Ich komme gerade mit Zoë vom Eistraining und brauche erst mal eine Pause. Tief durchatmen, Kaffee und eine Zigarette genießen. Draußen schneit es vor sich hin, die Straßen sind glatt, und ich bin froh, im warmen Zimmer zu sein. Außer Eislaufen mag ich wenig leiden am Winter. Kalte Ohren, rote Nase, wer hat das schon gern?

Was machen die Russinnen? Ich bin gerade auf der Suche nach einer passenden Datenverwaltung. In vier Wochen steuere ich meinen neuen Job in einem Projektmanagementbüro an, und die erste Aufgabe wird sein, als Koordinatorin für die Verwaltung von Seminaren eine EDV-Struktur zu finden und einzurichten. Bis jetzt weiß ich noch nicht, wie ich's machen werde, aber es ist ja auch noch Zeit. Die Leute wollen mich haben, obwohl sie mich schon lange kennen. Da muß ja was dran sein, oder? Ich bin sehr froh, wieder Arbeit zu haben, nachdem ich so lange zu Hause war. Ich werde es schon packen. Um die Inhalte muß ich mich zum Glück nicht kümmern. Obwohl mir die Themen gefallen, möchte ich nicht mitreden. Es geht nämlich um ein WHO-Gesundheitsprojekt in der Geburtshilfe und Vor- und Nachsorge von Schwangeren. Weißt Du, ich habe über zehn Jahre geübt, bis ich mit 38 endlich schwanger wurde. Da hatten wir schon zwei bunte Kinder adoptiert. Das Thema Kinderwunsch ist insofern etwas belastet bei mir, aber Kinder zu haben ist schön. Jedenfalls ist der Umgang mit werdenden Müttern deutlich besser als zum Beispiel mit Krebskranken. Mit diesem Thema will ich – so Gott will – nie wieder etwas zu tun haben. Und im Moment sieht es ganz danach aus.

Bis bald wieder, liebe Grüße
Hella

Date: 08 Feb 1999 09:08
From: nikostravel@hotmail.com
To: helenaonline99@yahoo.de
Subject: Parakalo gia ton kafe (Bitte für den Kaffee)

Hallo Du,

im Moment bin ich viel mit den Russinnen unterwegs. Sie sprechen so entsetzlich schlecht englisch, so daß ich immer s e h r l a n g s a m reden muß, was mir ein bißchen auf die Nerven geht. Aber ich habe jetzt einen Russischdolmetscher organisiert, der die Geschwindigkeit unserer Konversation verdoppelt.

Du hast erst mit 38 Jahren ein Kind bekommen? Es muß ja aber nicht an Dir gelegen haben, oder? Du liebst Kinder sicher sehr. Ich mag Kinder zwar auch gern, habe aber bisher noch kein eigenes, zumindest nicht wissentlich. Es ist nicht einfach, die kleinen kazikakia (Zicklein) aufzuziehen. Ich weiß noch, was ich für eine Katastrophe war für meine Eltern. Besonders mit 18, als ich immer noch zu Hause wohnte. Einmal brachte ich spät abends zehn Freunde mit nach Hause und feierte eine Party. Als alle weg waren, hatte ich keine Lust, das Chaos in Wohnzimmer und Küche zu beseitigen, und machte mich für zwei Tage aus dem Staub. Meine arme Mutter mußte dann alles aufräumen. Manchmal verschwand ich einfach für ein paar Tage, ohne ihr Bescheid zu sagen, oder brachte heimlich Mädchen mit nach Hause, was sie gar nicht mochte. Aber das sind noch die harmloseren Sachen. Gott sei Dank sind die Sturm-und-Drang-Jahre vorüber. Ein bißchen Verrücktheit ist mir allerdings noch geblieben, und in schweren Zeiten denke ich oft daran, wie schön es war in der Jugendzeit – keine Verantwortung, keine Sorgen *seufz*.

Nach dem, was ich so lese, ist das Wetter bei Euch alles andere als erfreulich. Anfang März wird es sicher nicht viel besser sein. Dann muß ich wohl doch einige warme Kleider mitbringen, außer Anzügen und Krawatten *stöhn*.

Apropos Schlittschuhlaufen, gestern nachmittag habe ich mir im Fernsehen wieder Eiskunstlauf angeschaut, da mußte ich an Dich und Deine Tochter denken. Was macht denn Dein dreifacher Axel?

So, ich wünsche Dir noch einen warmen, angenehmen Tag und hoffe, bald wieder von Dir zu hören.

Nik

Date: 08 Feb 1999 21:32
From: helenaonline99@yahoo.de
To: nikostravel@hotmail.com
Subject: Lächeln

Gia sou,

Deine Briefe werden immer netter. Sie schenken mir Dein noch unbekanntes Lächeln, und ich lächle schüchtern zurück. Schon wird meine Tochter eifersüchtig. Du mußt wissen, daß sie mir (fast) immer im Nacken sitzt. Also, was packst Du in Deinen Koffer? Ich habe mal einen Griechisch-Crashkurs gemacht, und als erstes Spiel haben wir »Echo stin walitsa mou« gespielt (Was habe ich in meinem Koffer?), um den Wortschatz zu prüfen. Ich war Zweitbeste, wahrscheinlich weil ich für meine Griechenlandurlaube schon so oft Koffer gepackt hatte.

Verhandelst Du mit Deinen Russinnen im Anzug? Ich mag gut geschnittene italienische oder Sakkos, die sind sehr edel. Warum stöhnst Du darüber?

Es gibt jetzt einen Film »E-Mail für Dich« mit Meg Ryan und Tom Hanks, glaube ich. Er ist sicher langweilig und nicht sehr originell, aber der Titel paßt gut. Ich werde mich umsehen, was noch so auf dem Markt ist. Wir hatten gerade griechische Filmwochen. Ich habe einen Schwarzweißfilm von 1956 gesehen. Allerdings erinnere ich mich weder an den Titel noch an den Inhalt. Er hatte was von diesen alten französischen, düster, wortkarg, langsam. Verstanden hab ich nix.

<Ich bin's, Zoë!

Habe gerade eines dieser heiligen Ouzo-Gläser zerstört. Na ja, ist heut nicht so mein Tag. Wie geht's, wie steht's? Alles fit im ***? (Die Jugend von heute!)>

Jetzt bin ich wieder da. Das Kind besteht darauf, auch mal seinen Senf dazuzugeben. Antiautoritäre Erziehung zahlt sich eben nicht immer aus. Nie hat man seine Ruhe! Ich glaube, sie nimmt mich nicht ernst. Von wem hat sie das nur? Tatsächlich haben wir eine sehr schöne Beziehung, und ich bin ganz glücklich, wie so ein Mensch erwachsen wird. Wie schön, daß Du auch so ein nettes Kind warst. Ist es nicht prima, seine Eltern zur Verzweiflung zu treiben? Ich jedenfalls habe es genossen. Allerdings hatte ich eine Schwester, die immer ordentlich, brav und fleißig war. Dadurch hatte ich ganz schlechte Karten. Hab ich eigentlich immer noch, denn meine Schwester hat sich nicht verändert. Sie würde auch nie E-Mails an fremde Männer schreiben, sie ist eine anständige Frau! Ihre Tochter Sarah, meine Nichte, ist zum Glück ganz anders, eher wie ich. Deshalb verstehen wir uns auch wunderbar. So rächen sich die Gene.

Genug gelästert. Ich werde schon wieder unterbrochen. Bis gleich.

Hella

Du hattest sehr viel Geduld mit mir. In unserem Flur hing ein gerahmtes Foto aus dem »Tagesspiegel«, auf dem ich wie eine Muslimin ein Kopftuch trage. Ernst und trotzig schaue ich in die Kamera. Neben mir steht ein ebenfalls verhülltes türkisches Mädchen, das schüchtern lächelt. Ich habe das Tuch ein halbes Jahr lang aus Solidarität zu ihr getragen, obwohl wir nicht befreundet waren. Unsere Lehrerin hatte sie auf einer Klassenfahrt zwingen wollen, Eintopf mit Schweinefleisch zu essen. »Stell dich nicht so an, du bist hier in Deutschland, oder geh dahin zurück, wo du herkommst«, beschimpfte sie das weinende Mädchen. Das hatte mich so wütend gemacht, daß ich vor ihren Augen den Teller umstieß und ab dem nächsten Tag ein Kopftuch trug. Als die Lehrerin bei uns auf dem Sofa saß und sich über mich beschwerte, hast du gesagt, »Zoë weiß, was sie tut.« Du hast mich anderen gegenüber immer verteidigt, und erst danach mit mir darüber gesprochen. »Tu, was du willst, aber komm mit den Folgen klar«, sagtest du. Wenn ich weinte, drangst du nicht mit Fragen in mich. Du nahmst mich einfach in den Arm und hieltst mich fest. Das gab mir mehr Kraft und Zuversicht als alle Worte.

Date: 08 Feb 1999 22.30
From: helenaonline99@yahoo.de
To: nikostravel@hotmail.com
Subject: Bitte

Ich bin's schon wieder. Ich habe eine Bitte an Dich: Wenn nächsten Donnerstag unser Griechischkurs beginnt, müssen wir einen kurzen Bericht abgeben, was wir so in den Ferien gemacht haben. Schreibst Du mir, was ich in der Zeit so angestellt haben könnte? Einfache, aber fehlerfreie Sätze wären so mein Traum, damit mir das nicht wie mit tin oder ton kafe passiert. Dann könnte ich ein wenig angeben. Oder fühlst Du Dich dann ausgenutzt? Könnte ja sein, dann vergiß es lieber.

Ich habe das Aufschreiben von Ferienerlebnissen nie gemocht. Wenn wir in der Schule unser schönstes Ferienerlebnis aufschreiben sollten, habe ich mich immer ausgehorcht gefühlt. Es ging doch keinen etwas an, was ich schön fand und was nicht. Mein erster Schulaufsatz lautete deshalb: »Am schönsten war es auf dem Heuboden.« Und Schluß, mehr haben sie nicht aus mir herausbekommen.

Schön, daß auch bei Euch Eislaufen übertragen wird. Wenn

EM oder WM ist, bin ich schon morgens vor dem Fernseher, damit mir kein Schritt entgeht. Mit dem dreifachen Axel fange ich erst im nächsten Leben an. Ich tanze doch! Zoë hat den einfachen immerhin einige Zeit trainiert, küßte dabei den Boden aber häufiger, als ihr lieb war. Letzten Samstag haben wir Tango Romantica geübt, der war diesmal auch bei der Europameisterschaft im Pflichtprogramm.

So, ich gehe jetzt schlafen, nehme mir noch ein Buch vor die Nase und versuche, etwas Schönes zu träumen. Bis morgen, schlaf schön, arbeite nicht zu viel, ich freue mich auf Deinen nächsten Brief.

Hella

Date: 09 Feb 1999 22:17
From: nikostravel@hotmail.com
To: helenaonline99@yahoo.de
Subject: Fieberwahn

Gia sou koukla (Grüß Dich, Kleine),

jetzt ist es hier gerade 23:06 Uhr, und ich bin am Ende. Gestern abend kam mein Kollege aus Athen zwecks Lagebesprechung mit den Russinnen. Wir sind dann essen gegangen (im Anzug!). Morgens um fünf Uhr wachte ich auf, und mir war entsetzlich übel. Trotz meines elenden Zustands (Blutdruck circa vierzig zu achtzig) mußte ich um neun schon wieder mit meinem Kollegen ein paar Hotels abklappern. Halbtot bin ich über Mittag nach Hause gewankt und habe mich hingelegt. Als ich zwei Stunden später wieder aufstand, hatte ich knapp 39 Fieber. Aber was half's, ich mußte zum nächsten Treffen mit den Russinnen. Wir zogen von Hotel zu Hotel, und ich lief mit wie ein stummer Butler. Die haben bestimmt gedacht, ich sei betrunken, was ihnen ja vielleicht nicht allzu fremd ist. Ohne meinen Kollegen und den Dolmetscher wäre die Verhandlung womöglich geplatzt. Aber so stehen wir glücklicherweise kurz vor dem Abschluß. Jetzt geht es mir besser. Es war wohl eine geharnischte Lebensmittelvergiftung. Das Restaurant streiche ich jedenfalls von meiner Empfehlungsliste. Soll sich der Koch doch selber vergiften. Nun muß ich noch die ganzen Hotelpreise überarbeiten, damit morgen früh alles um sechs am Flughafen den Russinnen übergeben werden kann. Und dann Do swidanja, das habe ich jetzt gelernt, es heißt auf russisch Auf Wiedersehen.

Aber zuvor wollte ich Dir noch schnell diese Mail schreiben, damit Du weißt, ich vergesse Dich nicht. Morgen hoffe ich Dir ausführlicher schreiben zu können. Ich wünsche Dir eine gute Nacht. Träum was Süßes.

Kalinichta psichi mou (Gute Nacht, meine Seele)

PS: Sag Deiner Tochter, daß alles okay ist im ***.

Date: 10 Feb 1999 19:02
From: helenaonline99@yahoo.de
To: nikostravel@hotmail.com
Subject: Besser?

Ach Du armer Kater, hast Du etwa doch ein bißchen zu viel getrunken und geraucht bei Deiner Tour de force? Jetzt wären lange Strandspaziergänge angesagt, Sternenhimmel, Wellenrauschen, die Seele fließen lassen, nichts tun. Wie wär's?

Liebes Wörterbuch, habe ich beim Lesen deines Briefes gedacht (koukla = Maiskölbchen, auch Püppchen, Kleines), aber ich habe es schon verstanden, ich liebe Überraschungen, allerdings weniger die meiner Tochter. Sie wird im Moment etwas zu oft ausfällig. Da muß ich wohl doch mal ein wenig erziehen.

Ich hab mir jetzt erstmal einen Ouzo (Ouzo Plomari, der

beste!) neben die Tasten gestellt, und gleich geht es flotter. Trotzdem bin ich irgendwie daneben heute, weil ich mich geärgert habe. Ich mache die Zeitung für die örtliche Kirchengemeinde, hatte auch ein schönes Layout abgeliefert, aber den Druck nicht überwacht. Der ist nun gründlich danebengegangen, und die Ausgabe sieht schäbig aus. Wenn nicht mein Name darunter stehen würde, wär's nicht tragisch. Na, die nächste wird besser, Montag ist schon wieder Redaktionskonferenz.

Heute habe ich zur Probe in meiner neuen Firma gearbeitet, morgen gehen wir in die Vertragsverhandlungen. Es sieht ganz gut aus. Wenn nichts dazwischenkommt, werde ich am 16. März anfangen. Am schwierigsten ist natürlich die Gehaltsfrage, zumal ich meine Arbeitgeber seit langem kenne und auch unsere Kinder miteinander befreundet sind. Da fällt es mir schwer, hohe Forderungen zu stellen. Andererseits, wenn ich schon arbeite, will ich auch gut leben. Ich bin jetzt weit mehr als ein Jahr zu Hause, und das hat mir auch ganz gut gefallen, nur meine Kasse war so leer. Jetzt muß ich mich um das Datenbankprogramm kümmern. Denn wenn ich es mir aussuche, kann ich besser damit umgehen.

Nächsten Samstag bin ich zum griechischen Abend in eine Kneipe eingeladen, die ich noch nicht kenne. Mal sehen, vielleicht gibt's wieder einen Geheimtip. Als ich so einen Abend das letzte Mal miterlebt habe, tanzten nur die Männer. Am Schluß knallten sie Teller auf den Boden und tanzten wie in Trance zwischen den Scherben weiter. Das hatte etwas Mystisches, Rätselhaftes. Kannst Du mir erklären, was das bedeutet? In unserer Kneipe soll es eine Bauchtanzvorstellung geben. Das mag ja ganz nett sein, ist aber irgendwie nicht griechisch, oder? Es paßt mehr in den Orient. Ihr vom Peloponnes, Söhne des Zeus, werdet Besseres kennen.

Es ist 19:24. Ich verlasse Dich, vielleicht siehst Du ja gerade jetzt in Deinen Briefkasten. In Gedanken nehme ich Dich jetzt mit an den Strand, damit Du einen schönen klaren Kopf kriegst. Was sagst Du, schön ist er schon? Um so besser.

Eine Umarmung

Hella

Ich sehe dich mit Männern und Frauen Sirtaki tanzen. Die Arme um die Schultern der anderen gelegt, die Augen geschlossen. Papierfetzen rieseln auf euch, die der Restaurantbesitzer in hohem Bogen durch die Luft wirft. Du hattest mich in das Restaurant mitgenommen, damit ich deinen Griechischkurs kennenlerne. Drei Stunden spielten die Musiker ohne Pause. Die Tänzer wurden nicht müde. Als einer von ihnen hingebungsvoll eine Art Dudelsack spielte, habe ich mir die Ohren zugehalten. Ich fühlte mich unbehaglich unter all den Fünfzigjährigen, die von ihrer Hippiezeit auf Kreta schwärmten. Du hast viel gelacht und die anderen mit Geschichten von Lesbos unterhalten. Du hast sogar eine Andeutung über Nikos gemacht. Man sah dir an, daß du dabei warst, dich zu verlieben.

Date: 10 Feb 1999 21:53
From: nikostravel@hotmail.com
To: helenaonline99@yahoo.de
Subject: Besser!

Um es kurz zu machen: Nachdem ich den ganzen Tag nur Kaffee und Mineralwasser getrunken habe, geht es mir ein bißchen besser. Ich kann schon wieder unter der Dusche singen! Ich singe nämlich gern und sogar gut, mußt Du wissen, ein richtiger Orpheus! Das Rauchen habe ich mir übrigens schon lange abgewöhnt. Ist einfach zu ungesund. Hin und wieder lasse ich mich allerdings zu einer Zigarette verleiten, nur so zum Genuß. Ich habe nur ein Laster zur Zeit: E-Mails schreiben ... Zu einem

Strandspaziergang mit Sternenhimmel und Wellenrauschen ließe ich mich gern von Dir mitnehmen. Ich sehe die Zeit schon kommen dafür. Apropos Ouzo, was kann ich Dir so alles mitbringen von der Insel? Ein neues Ouzoglas vielleicht? Gruß an Zoë. Sag ihr, sie soll nicht eifersüchtig sein und sich selbst eine E-Mail-Freundschaft zulegen. Was ist denn Tango Romantica? Einen romantischen Tango kriege ich vielleicht auf dem Parkett noch hin, aber auf dem Eis aaaaaaaaaaaaah!

Nimm das mit der Zeitung nicht so schwer. Meinst Du, die Leute merken das mit dem Layout? Wichtig ist doch, was drin steht.

Viel Spaß beim griechischen Abend. Das Zerschlagen der Teller ist ein uralter Brauch. Die genaue Bedeutung weiß ich auch nicht. Es hat wohl was mit Pallikaria zu tun. Man will damit ausdrücken: »Heute ist mir alles egal, ich bin glücklich, ich lebe.« Das ist so ähnlich wie beim Sirtaki in »Alexis Zorbas«. Alles geht kaputt, aber er tanzt. Bauchtanz ist wirklich nicht griechisch, sondern rein arabisch. Ich habe es oft in Ägypten gesehen und fand es nicht besonders. Ich mag schöne Frauen, aber nicht, wenn sie ihren Körper so ausstellen.

Freut mich für Dich, daß soweit alles klappt mit Deinem Job, und hab keine Angst, zuviel zu verlangen. Schließlich wollten sie Dich doch, oder? Ich bezahle meine Leute auch gut, weil sie es mir wert sind und ich mich dann auf sie verlassen kann.

Übrigens werden wir wahrscheinlich den Zuschlag von den Russen bekommen. Mein Athener Kollege versteht ein wenig Russisch, und er hörte zufällig, wie die eine der Damen zu der anderen sagte, daß ich ihr besser gefalle als der Agenturchef von Kreta, mit dem sie bisher zusammengearbeitet habe. Kein Wunder, der ist 1,58, mollig und circa 56. Manchmal entscheidet eben nur die Sympathie, sonst nichts. Aber ich will mich nicht zu früh freuen, noch haben wir den Vertrag nicht unterschrieben.

Still, hörst Du es auch?? Mein Bett ruft: »Komm, komm, komm in meine Arme.«

Also, meine schöne Eurydike, ich werde Dich jetzt in Gedanken wie Orpheus mit Gesang betören. Schlaf schön!

polla filakia ....
(Viele Küßchen)

PS: Meinst Du, daß ich in Berlin noch lange Unterhosen Marke Liebestöter brauche?

Date: 11 Feb 1999 16:43
From: helenaonline99@yahoo.de
To: nikostravel@hotmail.com
Subject: You've got a message, too

Hi, meine Sekretärin Zoë meldet mir, daß »der Kerl« schon wieder geschrieben habe. Schön, danke, Küßchen, Freude! Ich finde es total aufregend, anders gesagt: »Du bist mir doch recht sympathisch geworden!« Und falls Du zum Gesang auch noch Gitarre spielst, werde ich wohl erst recht schwach. Ach, Nik, ich sollte mich zurückhalten. Ich weiß im Moment nicht mehr, wohin mit mir. Um mit dem dreifachen Axel zu reden, ich hab meine Rotation nicht im Griff. Aber Orpheus soll ja selbst wilde Tiere gebändigt haben ...

Mitbringsel? Aber gern! Ich sammle Aschenbecher mit (griechischem) Aufdruck, gewöhnlich klaue ich die selbst, einfach, um mich an schöne Orte zu erinnern. Manchmal frage ich auch, oder ich lasse klauen. Frech? Enttäuscht? Etsi ine i soi – mou (So ist das Leben – meines). Bei der Gelegenheit fällt mir ein, wie ich meinen Lieblingsaschenbecher aus Mytilini, den ich auf Urlaubsreisen immer mitnahm, gegen meinen Exmann geschleudert habe. Er hatte mir doch tatsächlich vorgeschlagen, seine Geliebte mit bei uns wohnen zu lassen, nachdem ich die beiden in flagranti erwischt hatte. Wäre etwas Größeres zur Hand gewesen, hätte ich ihn bestimmt umgebracht.

Ich höre jetzt auf, kann heute nicht sachlich bleiben.

Sei lieb und wünsche MIR gute Besserung.

Deine Eurydike

Date: 11 Feb 1999 19:54
From: nikostravel@hotmail.com
To: helenaonline99@yahoo.de
Subject: Übersetzung vom Kerl !!!!!!

Hi, schöne Eurydike,

gern möchte ich eines Tages Dein Herz mit meinem Gesang zur Raison bringen. Andererseits finde ich es schön, daß Du nicht mehr weißt, wohin mit Dir. Laß es ruhig rotieren. Sachlich bleiben müssen wir schon in unserer Arbeit genug. Deshalb wünsche ich Dir keine gute Besserung, denn ich mag Deinen Zustand.

Im Anhang findest Du Ferien auf griechisch für Deinen Kurs. Ich hoffe, er ist Dir nicht zu brav. Aber ich wußte nicht, wie politisch korrekt es unter Deinen Griechisch-Eleven zugeht? Apropos, liest Zoë etwa auch meine Mail?????? Und »Kerl« kann sie ihren Freund titulieren, wenn ich die erwische …

I soi sou den einai aschimi. Mia chara ine (Dein Leben ist nicht unschön. Es ist eine Freude).

Der Ärger mit den Touristen beginnt dieses Jahr früh. Ein Hotel ist jetzt schon überbucht mit 40 Zimmern und will die Gäste woandershin verfrachten. Ich akzeptiere dies aber nicht, und jetzt streiten wir heftig. Es ist zum Mäusemelken. Erst überbuchen die Hotels, dann wollen sie auch noch Hilfe haben. Ich habe bereits vorsichtshalber in einem besseren Hotel Zimmer reserviert.

Kimisou omorfa kai onira semna, etsi ? (Schlafe schön und träume was Anständiges, ja?!)

Ich gehe jetzt nach Hause und ruh mich aus. Morgen gibt es wieder viel zu tun.

filakia pola
Dein Orpheus

Date: 11 Feb 1999 22:14
From: helenaonline99@yahoo.de
To: nikostravel@hotmail.com
Subject: Orpheus

Ich habe gerade in einem Buch über Orpheus nachgelesen. Nicht nur die wilden Tiere werden zahm von seinem Gesang und legen sich neben das Herdenvieh, auch Steine setzt er in Bewegung. Ich fürchte, Dein Zauber reicht weit übers Meer hinaus, bis in diese Häuserwüste hier. Die Steine tanzen schon. Siehst Du irgendwo Schlangen?

Deine Eurydike

Date: 11 Feb 1999 23:22
From: nikostravel@hotmail.com
To: helenaonline99@yahoo.de
Subject: Re: Orpheus

Nein, ich sehe weit und breit keine Schlangen, die Dich beißen und in die Unterwelt entführen könnten. Und wenn, Orpheus hat um der Geliebten Befreiung willen selbst Hades und die Erinnyen zu Tränen gerührt. Das Schicksal ist nichts Absolutes. Glaub mir. Man darf sich nur nicht umdrehen.

Dies als kleiner Nachtgruß
Nik

Date: 12 Feb 1999 13:20
From: helenaonline99@yahoo.de
To: nikostravel@hotmail.com
Subject: E-Mail für Dich

Es sagt sich leicht, daß man sich nicht umdrehen soll. Wenn aber die Vergangenheit zu viel Macht über einen hat oder man zu sehr liebt? Orpheus dreht sich ja gerade aus Liebe um und schickt Eurydike damit in die Unterwelt zurück. Ich habe die Oper gesehen und geweint dabei, weil ich mir so eine Liebe immer gewünscht hatte.

Mir wird schwindelig vom Rotieren. Ich führe inzwischen Selbstgespräche, zähle die Fliesen an der Wand, betrachte lächelnd die Schäden, die der Kater anrichtet, lasse meinen Haushalt verkommen und schaue strahlend in den ebenso strahlenden blauen Himmel. Nein, i soi mou (mein Leben) ist nicht schlecht!

Ich habe bemerkt, daß Zoë unsere Mails liest, obwohl ich ihr das verboten hatte. Ich bin absolut verrückt geworden darüber. Sie war sehr verstört. Im nachhinein tat mir das leid. Das arme Kind muß sich ziemlich vernachlässigt fühlen in letzter Zeit. Aber ich will diese Briefe für mich haben. Das geht sie nichts an! Katalawes (verstehst Du)?

Sag mir, wie ich es einrichten muß, damit sie unsere Mails NICHT lesen kann.

Soll ich vielleicht den Provider anrufen? Aber vielleicht machst Du es ja möglich??

Ich umarme Dich.
Deine Eurydike

Ja, ich hatte deine Mails heimlich gelesen, nachdem du sie mir nicht mehr gezeigt und dich immer merkwürdiger benommen hast. Du warst so verliebt, daß du nachts durch die Wohnung ge-

geistert bist und mit dem Kater gespielt hast, bis ich von seinem Gemaunz aufwachte. Ich wollte wissen, was zwischen euch passierte, und zerstörte damit unser Vertrauen. Ich hätte es wissen müssen. »Das geht dich überhaupt nichts an!« hast du geschrien. »Das hier gehört mir, ganz allein mir. Das lasse ich mir nicht kaputt machen!« Ich hatte zurückgeschrien: »Dieser Kerl hat ja deinen Verstand ausgeschaltet!«

Eifersüchtig spürte ich, wie wichtig dir Nikos wurde, wie du mir abhanden kamst. Er war physisch präsent, noch bevor er hier auftauchte. Und ich haßte ihn dafür.

Date: 12 Feb 1999 18:03
From: nikostravel@hotmail.com
To: helenaonline99@yahoo.de
Subject: Aurora am Abend

Liebe Hella,

nach dem, was ich so lese, wundert es mich nicht, daß Dir Deine Tochter im Nacken sitzt. Fliesen an der Wand zählen, Haushalt verkommen lassen usw. Es gibt nur zwei Möglichkeiten: entweder bist Du betrunken oder aber …? Mir geht es ähnlich.

Am Morgen habe ich eine ganze Menge Hoteliers genervt, weil ich noch eine griechische Gruppe von fünfzig Mann zu Ostern unterbringen muß. Gar nicht so einfach. Alle Hotels sind fast ausgebucht.

Heute gehe ich früh nach Hause. Das Wetter ist miserabel.

Jetzt fällt mir noch ein: Du hast meinen griechischen Ferientext für Dich gar nicht erwähnt. War er okay?

Sou efchome kali nichta, onira glyka kai polla, polla fillakia (Ich wünsche Dir eine gute Nacht, träume süß und viele, viele Küßchen).

Nik

Date: 12 Feb 1999 21:40
From: helenaonline99@yahoo.de
To: nikostravel@hotmail.com
Subject: Streik!

Na prima, die Maiskolben sind in der Pfanne verbrannt, der Kater sitzt in der Tiefkühltasche, und der Ouzo ist alle. Und Du gehst einfach nach Hause und läßt den Olymp unbeaufsichtigt.

Also, betrunken bin ich nicht!!! Und sonst sag ich lieber nix mehr! Und überhaupt, was heißt hier, man muß organisiert sein? Kommst Du sonst nicht mehr durch? Am Ende verwechselst Du Deine Damen, und das gibt Ärger!

Gerade war ich bei Yahoo, das war etwas mühsam, hat aber geklappt. Wenn ich das richtig verstehe, muß ich die Mails online schreiben. Das wird teuer, denn ich sitze ja manchmal eine Stunde hier und lasse die Gedanken fließen. Das Abschicken dauert dann nur Sekunden. Vielleicht ist es aber gut für Eingangsmails. Versuch's mal.

Sind polla filakia mit einem l weniger als mit zwei l? Dann hätte ich gern wieder zwei ll. Und da wären wir auch schon bei Deinem Text. Du hättest ruhig viel frecher schreiben dürfen, so muß ich mir das selbst aus den Fingern saugen. Wetten, daß Du nicht weißt, was ich meine?

Gehst Du auch zu dieser Jahreszeit manchmal an den Strand? Wenn ja, bring mir doch einen Stein von dort mit (den schönsten). Er wird mir dann von Dir erzählen.

Ich schicke Dir ein paar Sonnenstrahlen von hier. Bis bald

Hella

Datum: 13 Feb 1999 9:11
From: nikostravel@hotmail.com
To: helenaonline99@yahoo.de
Subject: Was heißt hier Streik ?

Nachdem ich jetzt Deine Mail gelesen habe, habe ich ein paar Blitze vom Olymp geschleudert. VON WEGEN MEINE DAMEN VERWECHSELN !!!!!!!! Du weißt gar nicht, wie sehr ich mich freue über Deine Mails, und wie enttäuscht ich bin, wenn an einem Tag mal keine kommt. Daß Dir die Maiskolben in der Pfanne verbrannt sind, die Katze in der Tiefkühltasche hockt und der Ouzo alle ist, das ist die Strafe des Olymps.

So, jetzt fühle ich mich wieder besser. Ein Riesenschwarm Möwen zieht gerade an meinem Fenster vorüber. Nicht weit entfernt ist der Hafen, und dort werden sie oft von den Touristen gefüttert. Eigentlich ist es aber noch viel zu früh am Tag dafür.

Die zwei »l« in filakia waren nur ein Schreibfehler. Auf die polla kommt es an. Je mehr polla, desto mehr filakia. Aber es gibt noch eine bessere Steigerung. Warte bis zum Ende der Mail.

Du hattest mir nicht gesagt, daß Du eine frechere Version willst, sonst hätte ich da einige Ideen gehabt, aber ich dachte mir, Ihr seid ein biederer Griechischkurs. Ich glaube, wenn wir voreinander stehen, werde ich ziemlich schüchtern sein. Lach nicht!! Ich bin gut erzogen und falle nicht mit der Tür ins Haus.

Leider ist heute schon wieder hundsmiserables Wetter hier. Aber geträumt habe ich was Schönes. Ich komme heute abend noch mal kurz rein und schau mal, ob Du mir geantwortet hast. Morgen fahre ich zum Geburtstag eines Freundes nach Kritsá. Das ist nicht weit von Agios Nikolaos, wo ich wohne. Schau es Dir auf der Karte an. Es liegt östlich von Heraklion und direkt am Meer. Es ist allerdings sehr touristisch mit vielen Clubs und Diskotheken. Nach der Arbeit sitze ich oft in meinem Lieblingscafé »Candia«. Von dort schaut man über die Strandpromenade direkt aufs Meer, das über eine Brücke mit einem kleinen Süßwassersee verbunden ist, auf dem man oft

Enten und Schwäne sieht. Ich liebe es, wenn sie an schwülen Sommerabenden bis an die Tische kommen und um Brot betteln.

Aperigrapta polla filakia (Unbeschreiblich viele Küßchen)

Nik

Manchmal hast du einfach nur dagesessen und verklärt gelächelt. Wenn ich dich etwas fragte, hast du mir nicht geantwortet. Deine Gedanken waren auf Kreta, du gingst in ihnen wohl die Promenade von Agios Nikolaos entlang, Hand in Hand mit Nikos. Ihr habt Möwen gefüttert und euch vor aller Augen geküßt. Du hast mir davon erzählt, und ich habe dich ausgelacht. Du glaubst doch nicht im Ernst, daß so ein Internetmann dich zu sich läßt? sagte ich. Es war ein böses Lachen. Und fast tat es mir leid, als ich sah, daß du blaß wurdest. Ich war mir selbst nicht mehr sicher in dem, was ich sagte und fühlte. Manchmal wünschte ich mir sogar, du würdest wieder krank sein, so schwach, daß ich mich wie früher um dich kümmern könnte.

Date: 13 Feb 1999 13:40
From: helenaonline99@yahoo.de
To: nikostravel@hotmail.com
Subject: Aperigrapta

Hallo Nik,

die Blitze vom Olymp haben direkt in die Fingerspitzen getroffen. Saß ich doch zur selben Zeit (13 Uhr noch was) hier am PC und habe um einen Sonnenstrahl gebettelt. Weißt Du, was mich ganz glücklich macht? Daß Du jede Nuance meiner Sprache verstehst, daß Du jeden Gedanken aufgreifst, als würde ich ihn weiter denken. Beim Lesen und beim Schreiben habe ich das Gefühl, Dir in die Augen zu sehen (und damit in die Seele). Und ich kann es ebensowenig erwarten (wie Du), daß es im Briefkasten klingelt. Ein Tag ohne Mail(s) von Dir? Unerträglich. Anipoforos!!

Bin ich aperigrapta – unbesonnen??

Was glaubst Du denn, wie mir das Herz klopft, wenn ich an unsere Begegnung denke. Welch eine Unmenge von Gefühlen, und nicht nur positive. Ich habe schon darüber nachgedacht, wie es wäre, wenn wir es einfach absagten? Das hat zwei Seiten, findest Du nicht auch? Wir könnten uns weiterhin dieser wunderschönen Illusion hingeben, von uns träumen und würden nichts verlieren. Nur, gewinnen würden wir auch nichts. Das Risiko ist aber riesig. Sag doch endlich was!

Im Hintergrund brüllt Cher »Strong enough«. Gestern schwebte meine Lieblingsnichte Sarah hier ein. Sie war zu Silvester kurz hier, da hatte ich ihr von Dir erzählt. Ihre erste Frage war, wie geht's dem siegreichen Nikos?

Ich besorge mir jetzt eine Karte von Kreta. Dann kann ich Dich begleiten. Ist Dir das unangenehm? Ich mach's ganz unauffällig. Hab einen schönen Tag und ... schau mir bald wieder in die Augen, Großer,

Deine Hella

Date: 13 Feb 1999 19:08
From: helenaonline99@yahoo.de
To: nikostravel@hotmail.com
Subject: Wiener Walzer

Ich muß meine Gedanken etwas anwärmen, lieber Nik. Komme soeben vom Eis. Bei minus zehn Grad habe ich, zur Eissäule erstarrt, Wiener Walzer getanzt. Die Kälte kroch unbarmherzig von den Füßen aufwärts in die Haarspitzen. Ein heißes Bad wäre jetzt gut oder eine Nackenmassage oder ein Lächeln (von Dir!).

Wie verhandelst Du eigentlich mit den Hotelbossen? Ich

würde Dich gern mal erleben: streng geschäftlich, grollend, ein wenig arrogant, und dann wieder völlig gelassen und charmant? Und warum fährst Du zur ITB?

Fütterst Du auch Möwen? Die Sonne, die ich gestern zu Dir rübergeschickt habe, ist offenbar angekommen, denn hier ist sie weg. Schick sie mir wieder!!

Dies nur ein kurzer Gruß während des Kochens – bis später

Hella, die Küchenfee

Du hast meinen Wunsch erfüllt und bist mit mir aufs Eis gegangen. Ich hatte ein halbes Jahr zuvor mit dem Eisschnellauf begonnen. Dieser Wettlauf gegen die Zeit, mit Riesenschritten über das Eis zu gleiten, als könnte man damit alles für immer hinter sich lassen, berauschte mich. Und ich wollte, daß du daran teilhast. Diese gemeinsamen Stunden am Wochenende haben uns immer verbunden. Auf dem Eis waren wir ausgelassen und übermütig, und ich war glücklich, daß du bei jedem meiner Wettkämpfe an der Bande gestanden und die Daumen gedrückt hast. Daß du mich getröstet hast, wenn ich verlor, und stolz auf meine Siege warst. Dein begeistertes Lächeln hat mir immer Mut gemacht.

Nachdem ich meine ersten Runden gedreht hatte, tanzte ich mit dir Wiener Walzer. Dein Partner hatte abgesagt, und du liebtest diesen Tanz ganz besonders. Steif vor Kälte, den kleinen Finger auf meiner Schulter abgespreizt, den Kopf zur Seite abgewandt, ließest du dich führen. Eins zwei drei, eins zwei drei, unsicher zählte ich in Gedanken den Takt und lenkte dich um die anderen Tänzer. Ängstlich war ich darauf bedacht, niemanden zu streifen. Zwischen all den vielen bunten Werbeschildern, die uns umkreisten, hatte dein Gesicht etwas Unwirkliches, Entrücktes. Wie eine Schneekönigin, dachte ich.

Date: 13 Feb 1999 20:11
From: nikostravel@hotmail.com

To: helenaonline99@yahoo.de
Subject: Gleich kommt noch eine Mail

Hallo Küchenfee,
zieh Dich warm an, gleich kommt noch eine Mail

Nik

Date: 13 Feb 1999 21:57
From: helenaonline99@yahoo.de
To: nikostravel@hotmail.com
Subject: Hilfeeeee!

O Götter, irgendwas kann da nicht stimmen. Ich finde nur Deine Mail vom Samstag. Meine Antwort darauf wird mir auch nicht mehr angezeigt. Da sitze ich nun mit Schal, Mütze, Handschuhen, Ohrenschützern, und nix passiert.

Hilfe – Hella

Date: 13 Feb 1999 22:25
From: helenaonline99@yahoo.de
To: nikostravel@hotmail.com
Subject: Wieder nix

Immer noch nix im Kasten. Dabei ist es doch schon Minuten her, daß ich geschrieben habe. Warten ist nicht gerade meine Stärke, selbst wenn ich nebenbei einen spannenden »James Bond« sehe. Ja, schon wieder eine Offenbarung: Ich gelte als ungeduldig. Und ich bin es auch. Ich will immer alles, und zwar sofort. Na gut, lese ich eben Deinen letzten Brief noch einmal, macht ja auch Spaß. Ich sehe in einer Stunde noch mal rein.

Bis dann
Hella

Date: 14 Feb 1999 12:57
From: helenaonline99@yahoo.de
To: nikostravel@hotmail.com
Subject: Ich friere …

Wo bist Du?? Wie weit ist bloß Kritsá?? Ich friere, und Cher singt dazu »If I could turn back time«. Und das Kind telefoniert, dann kann ich nicht ins Netz. Immerhin habe ich heute morgen Deine Warnung (mich warm anzuziehen) erhalten, mehr aber nicht.

Was für ein wundervoller Sonntag. Zoë ist ganz zahm (sie hat morgens sogar Brötchen geholt), der Kater schnurrt, und ein Teppich aus Licht breitet sich gerade im Balkonzimmer aus. Dort sitze ich am liebsten, denn dann kann ich den Spatzen und Meisen zuschauen. Sie blicken immer so rührend hektisch um sich und streiten sich wie Kinder. Manchmal versucht eine Taube, ihren Platz zu übernehmen. Ich stampfe dann mit dem Fuß auf und klopfe ans Fenster, um sie zu vertreiben. Die bekommen genug Futter von irgendwelchen alten Tanten. Ich mag keine Tauben.

Heute erfuhr ich, daß meine beste Freundin Paula für sieben Wochen nach Südafrika geht. Mir ist ganz weh ums Herz. Ich habe das Gefühl, sie bleibt dort und ich sehe sie nicht wieder. Und jeder Abschied tut weh.

Wenn es bei uns so frostig ist, kann es auf der anderen Seite der Welt (bei Dir) doch nur schön sein. Hast Du das verdient? Wo Du doch bestimmt schon mindestens fünf (offenbar ungelesene) Mails von mir im Kasten hast. Und Du kommst erst am Montagmorgen wieder zum Lesen? Dann wird's Dir zuviel! Also höre ich jetzt auf. Ich möchte Dich umarmen, und Du bist nicht da …

Hella

Date: 15 Feb 1999 14:15
From: helenaonline99@yahoo.de
To: nikostravel@hotmail.com
Subject: Versuch macht kluch?

Versuchst Du, mich auszuhungern? Dann will ich Dir was sagen: Es ist Dir gelungen! Ich bin hungrig wie ein Wolf, ich laufe seit Tagen und Stunden wie ein Löwe im Käfig auf und ab, ich trinke einen Kaffee nach dem anderen und rauche dem Teufel die Ohren weg. Ena, ena, ena (eine nach der anderen).

Montags ist Waschtag. Reich mal Deinen Kopf rüber. Ich glaube, ich muß mal kräftig zupacken!

Gruß Hella

Date: 15 Feb 1999 16:24
From: nikostravel@hotmail.com
To: helenaonline99@yahoo.de
Subject: Geduld, Geduld

Hallo, meine Liebe,

leider hatte ich heute so viel Arbeit, daß ich noch keine Zeit hatte, Dir alle Mails zu beantworten. Hab ein bißchen Geduld. Jetzt bist nämlich Du dran, aber es wird noch ein Weilchen dauern. Kannst Du es so lange noch aushalten?

Trink einen Kaffee für mich solange, entaxi? (einverstanden)?

Polla glyka filia (Viele süße Küsse)
Nik

Date: 15 Feb 1999 18:44
From: helenaonline99@yahoo.de
To: nikostravel@hotmail.com
Subject: Danke

Die Welt ist wieder in Ordnung. Gott Zeus strafe mich, wie er will, aber nicht mit E-Mail-Entzug. Kann eigentlich einer meine Mails an Dich lesen? Egal. Ich umarme Dich jetzt einfach, atme Deinen Duft und flüstere Dir was ins Ohr. Pssssst.

Heute abend komm ich nochmal.

Hella

Date: 15 Feb 1999 19:04
From: nikostravel@hotmail.com
To: helenaonline99@yahoo.de
Subject: Kein E-Mail-Entzug mehr!

Na, das ging aber schnell. Ich habe mich sehr über Deine Mail gefreut und möchte Dich ganz fest an mich drücken ... Mein Herz fängt schon wieder an zu klopfen *seufzzzz* Ich warte schon sehnsüchtig auf die nächste Post.

Also bis bald!!

Nik

PS: Meine Mail kann nur ich lesen. Also, keine Sorge. Schreib, was immer Du willst.

Date: 15 Feb 1999 20:34
From: helenaonline99@yahoo.de
To: nikostravel@hotmail.com
Subject: Ach Du

Lieber Nik,

jetzt bin ich wieder zu Hause. Als ich Deine Zeilen gelesen hatte, rief meine Mutter an und hat mich zum Rosenmontagsessen eingeladen (ist nur um die Ecke). Und da ich so guter Stimmung war, habe ich eine Flasche Sekt geschnappt und bin rübergegangen. Mach ich sonst nicht so gern, da unser

Verhältnis, seit ich 16 war, ziemlich gespannt ist. Damals zog ich nämlich aus und gleich bei einem Freund ein. Ich war ihr immer zu anstrengend, zu wenig paßgenau für ihre gut-, nein eher kleinbürgerlichen Verhältnisse. Aber für mich gab es heute nach Deiner Entlastungsmail einen Grund zum Feiern.

Du hast ja keine Vorstellung, was mir in dieser langen Pause alles durch den Kopf gegangen ist. Ich habe mich sehr elend gefühlt, weil ich mich so weit aus dem Fenster gelehnt, Grenzen überschritten habe, die ich anfangs selbst gesetzt hatte. Ich kenne mittlerweile alle unsere Mails auswendig, so tief sitzt unsere Geschichte in mir. Aber auch das hat mir nichts geholfen. Was heißt schon helfen? Jetzt bist Du wieder da, gleich hinter dieser hellblauen Mattscheibe. Du gefällst mir unwahrscheinlich gut, wie hieß das noch? aperigrapta!!! Ich würde Dich wahrscheinlich in einer großen Menge finden und erkennen. Hast Du nicht irgendwann gesagt: »Wem ich nicht gefalle, der kann mir gestohlen bleiben?« Bei mir ist das einfach anders. Ich bin 54. Ich fühle mich damit Dir gegenüber ungleichwertig, und das macht mir viel aus. Ich kann frech sein oder auch sehr ernst, lustig und romantisch, aber ich kann keine 40 sein. Be strong enough! Ich oder Du?

Nein, ich will nicht auf Dich verzichten, und wenn wir uns nicht verabredet hätten, würde ich Dich irgendwo finden. Wo ein Wille ist, ist die Welt auch klein genug. Ich will doch dieses Herzklopfen nicht aufgeben.

Heute dachte ich, daß Du mich wortlos verabschiedet hättest. »Das war's dann wohl ...« Ich war wütend, ich war traurig, wie in Trance habe ich den Tag verbracht und 97mal den Server befragt, laut Sch... geschrien, wenn nichts da war. Du weißt ja, daß ich auf meine Anzeige sehr viele Zuschriften bekommen habe, und mit einigen habe ich es ja so auch gemacht. Das ist aber nicht der richtige Vergleich. Andere haben mich auch »sitzenlassen«, war nicht schade drum. Das hat mir alles nichts ausgemacht, steht es doch in den ungeschriebenen E-Mail-Vertragsbedingungen. Aber nicht bei Dir und mir! Entaxei.

Ach je, Du wartest ja auf meine Zeilen. Jetzt weiß ich auch, daß es bei uns eine Stunde früher ist. Tut mir leid, dann schreibe ich lieber morgen früh wieder, ja? Bis dahin träume ich mit Dir gemeinsam.

Alles Liebe
Hella

Damals kam plötzlich noch eine Mail auf Deine Anzeige, die offenbar immer noch im Internet herumgeisterte. Jemand fragte, ob du schon den Richtigen gefunden hättest. Wenn nicht, solltest du ihm schreiben. Du glaubtest, die Mail wäre von Nikos, als wollte er sich deiner Treue vergewissern. »Und, bist du treu?« habe ich dich ketzerisch gefragt, als du mir davon erzähltest. »Ja«, war deine schlichte Antwort gewesen. Diese Absolutheit hatte mich verblüfft.

Date: 15 Feb 1999 23:54
From: helenaonline99@yahoo.de
To: nikostravel@hotmail.com
Subject: Ich bin's schon wieder

Hallo, Nik, die letzte Nachricht von Dir enthielt 4 »Dinger« zum Herunterladen. Hab ich auch getan, aber wo finde ich sie wieder? Keiner fragt mich, wo das abgelegt werden soll. Ich bin auf diesen Dialog angewiesen, sonst muß ich passen. Na ja, ich lern's noch, ja?

Hab ich vergessen, Dir gute Nacht zu wünschen? Polla filakia rund um die Uhr – Hella

Date: 16 Feb 1999 02:59
From: helenaonline99@yahoo.de
To: nikostravel@hotmail.com
Subject: Guten Morgen, Nik

Kannst Du mal bitte mein Herzklopfen zum Schweigen bringen? Es ist finstere Nacht, und ich kann nicht schlafen. Seit drei Stunden versuche ich, mich von meinen Gedanken zu trennen, und es gelingt mir nicht. Dann setze ich mich eben wieder an die Kiste und rede ein wenig mit Dir, ja? Vorhin dachte ich, diese E-Mails sind doch unbefriedigend, weil ich nicht auf jeden Gedanken eingehe, so vieles einfach unbeantwortet bleibt. Dann wieder ist es beeindruckend, wie schnell und spontan die Gedanken hin- und herfliegen, sogar nachts. Wenn ich mir die 3000 Kilometer zwischen uns vorstelle, erschrecke ich richtig. Die sind irgendwie zusammengeschmolzen. Was hast Du eigentlich früher gemacht, als Du nicht Deine Zeit mit seitenlangen E-Mails gefüllt hast? Gut, als wir anfingen (vor Jahren!), kam auch nur alle zwei oder drei Tage ein Brief, das hat sich wohl irgendwie (oder irgendwas) entwickelt. Wie schön.

Ach ja, Sarah. Als ich diese komische Anzeige aufgegeben habe, hatte ich den Computer ganz neu und habe im jüngeren Familienkreis von meinem Abenteuer erzählt. Ich verstehe mich mit den Jüngeren viel besser als mit den anderen. Also Sarah hat dann mit mir am Bildschirm gesessen, und wir haben uns einige »Männer« angesehen und sortiert. Und dann habe ich ihr von »diesem Griechen« erzählt, der mir schon im ersten Brief Herzklopfen verursacht hat. Ich war sogar so mutig, es Dir auch zu schreiben, erinnerst Du Dich? Na, so war's halt. Und als sie jetzt nachfragte, habe ich gar keine Worte gefunden, nur gegrinst, und sie wußte, was los war. Am Freitag gehen wir ins Kino und/oder nur irgendwohin, wo wir reden können. Ohne Familie. Eben hatte ich das Gefühl, ich müßte mich dann ja einen Abend lang von Dir entfernen. Na, das werde ich gut einteilen, ja?

Vorhin habe ich Dich doch tatsächlich meiner Mutter vorgestellt – im Einschlaftraum(a). Dabei fiel mir Dein Nachname nicht ein. Kein Wunder, haben wir ja nie drüber gesprochen. Aber meine Mutter und Dich in einem Traum zu haben ist schon absurd. Der Traum war ja schon vorbei, aber ich hörte sie sagen: »Kind, wann wirst Du denn endlich vernünftig?« Ich? Nie. Unvernünftig ist das Leben soooooo viel schöner. Hier sitze ich in der Nacht im Dunkeln und lächle meinen Computer an. Kannst Du mir sagen, was das bedeutet? Jaaa?

Wann kommst Du denn endlich? Und wie lange kannst Du bleiben? Wie lange Du dann bleiben möchtest, ist ja eine andere Sache. Sind Deine Abende verplant? Geschäftsessen? Small talk? Also, am Samstag steht das »Ypsilon« in der Kleiststraße auf dem Programm. Wenn Du schon mal in Berlin warst, kennst Du es vielleicht sogar, oder frag mal einen griechischen Berliner (oder umgekehrt). Und wann wolltest Du in den Wannsee springen? Im Sommer? Dann nehmen wir den Teufelssee, der ist bekannt für nächtliche Nacktbadefeten.

Wann landet denn Dein Flieger? Du kommst ja nicht allein, oder? Ich kann mich also unerkannt und unauffällig unter die Abholer mischen, haha. Du siehst mich lächeln, oder?

Meinst Du, daß ich jetzt mit diesem Lächeln einschlafen kann? Oh, ist das schwierig, ich möchte Dir sagen, daß ich mich ein wenig an Dich anlehnen möchte, darf ich aber nicht, möchte ich aber doch, nur ganz wenig, ja? Ich wünsche mir einen schönen Traum, Du hast ihn ja bereits. Ich halte Dich fest bis morgen früh.

Hella

Date: 16 Feb 1999 08:34
From: helenaonline99@yahoo.de
To: nikostravel@hotmail.com
Subject: Schon wieder

Sei gegrüßt von Aurora, der Morgenröte, von 5 bis 6:30 habe ich doch noch geschlafen, auch richtig tief und wirres Zeug geträumt. Ich habe heute ein volles Programm: Facelifting, Sonnenbank, Problemzonenmassage, Fitnesstraining, Nagelmodelage (was gibt's sonst noch?). Ich werde kaum Zeit haben, an Dich zu denken. Nein im Ernst, ich gehe gleich zu einer großen Untersuchung und bin auch schon etwas nervös, weiß ich doch nicht, was dabei rauskommt.

Ich wollte nur sehen, ob Du schon wach bist. Ich denke an Dich, dann treffen sich unsere Gedanken auf der Mitte. Bis gleich ...

Hella

Date: 16 Feb 1999 13:22
From: nikostravel@hotmail.com
To: helenaonline99@yahoo.de
Subject: wow, so viele Mails

Ich grüße Dich zurück, schöne Aurora, ich weiß, daß ich Dir versprochen habe, Dich nicht unter E-Mail-Entzug leiden zu lassen, und wenn ich gewußt hätte, daß Du gleich das Schlimmste befürchtet hast, hätte ich Dir ganz schnell und jede Stunde eine kurze Mail geschickt. Tut mir wirklich leid, daß ich Dir diese Sorgen gemacht habe. Eigentlich wollte ich früh im Büro sein und gleich Deine Mails lesen. Aber ich mußte heute morgen nochmals zum Steuerberater, und um zehn hatte ich zusammen mit meinem Freund Michalis einen Termin beim hiesigen Bischof, mit dem sich vielleicht

Geschäftsbeziehungen ergeben könnten. Ein Freund hat mir diesen Kontakt vermittelt, und schaden kann es nicht, Hochwürden persönlich kennenzulernen. Das Gespräch (mit Kaffee) dauerte etwa zwei Stunden. Danach mußte ich noch zur griechischen Fremdenverkehrszentrale, und endlich kam ich ins Büro. Innerlich dachte ich, Sch..., jetzt lasse ich Hella schon wieder so lange warten. Ich schreibe Dir lieber gleich, bevor das Telefon wieder pausenlos klingelt.

Was bist Du eigentlich für ein Sternzeichen, Krebs? Wieso Krebs? Weil die bekannt sind für Ungeduld ... Ich bin übrigens Schütze und recht geduldig.

Ich lehne mich in Gedanken an Dich und bin in Gedanken bei Dir. Bis nachher,

Dein Nik

Date: 16 Feb 1999 17:08:
From: nikostravel@hotmail.com
To: helenaonline99@yahoo.de
Subject: Filaki

Ich hoffe, daß Du in der Zwischenzeit meine erste Mail bekommen hast. Ich bin zwar noch nicht fertig mit meiner Arbeit, aber jetzt bist Du erst mal dran.

Ich kann Dich recht gut verstehen. Wir haben tatsächlich die Grenze überschritten, die auch ich mir gesetzt hatte. Ohne daß wir es bemerkt haben, haben wir plötzlich einen Bereich betreten, in dem alles mögliche passieren kann. Deswegen macht es uns auch angst, weil die Gefahr besteht, daß unsere Gefühle verletzt werden. Ich verstehe das sehr gut, auch wenn ich etwas jünger bin als Du. Aber was ist daran so schlimm? Ich glaube nur, daß es Unsicherheit ist, die Dir angst macht. Du bist 54 Jahre alt, na und? Kann ich was dafür, daß ich erst 40 bin? Ich wäre gerne älter, wenn es Dir helfen würde, aber ich kann es nicht ändern und auch nicht den Wunsch, Dich kennenzulernen. Ich habe inzwischen so tief in Dein Inneres geblickt, daß ich es nicht erwarten kann, nach Berlin zu kommen. Wir müssen uns einfach sehen, und ich will jetzt nicht an die Konsequenzen denken. Dafür haben wir noch genügend Zeit.

Entschuldige nochmals, daß ich Dich gestern habe warten lassen. Ich hätte Dich jedenfalls nicht so einfach »sitzenlassen«. In Beziehungen war und bin ich immer fair. Das hat kein Mensch verdient, daß man ihn einfach ohne eine Erklärung hängenläßt. Manchmal bin ich einfach zu ehrlich und sage Leuten meine Meinung, auch wenn es weh tut. Ich erwarte dann aber auch vom anderen das gleiche und akzeptiere es, wenn er glaubt, daß ich ein Idiot bin. Es kann mich schließlich nicht jeder mögen. Mit fast allen früheren Freundinnen bin ich jedenfalls in Freundschaft auseinandergegangen.

Früh zwischen drei und vier sitzt Du noch am Computer?? Bist Du denn verrückt? Was sagt Zoë dazu? Aber ich kann Dich auch verstehen. Bei mir hilft in solchen Situationen nur Arbeit, so daß ich todmüde ins Bett falle. Allerdings spüre auch ich eine innere Unruhe in letzter Zeit, und meine Gedanken drehen sich immer wieder um Dich. Ach Hella, was hast Du nur mit mir angestellt? Du hast recht, wenn Du sagst, daß vieles unbeantwortet bleibt, aber ich glaube, daß wir das nachholen können, wenn wir uns treffen. Was ich früher gemacht habe? Nun, meine Arbeit hier im Büro, abends zu Hause Filme geschaut, ab und zu mit Freunden abends unterwegs und vieles mehr. Aber seit ich Dich kenne, komme ich kaum noch aus dem Büro, und es ist trotzdem schön.

Und entfernen kannst Du Dich von mir überhaupt nicht, weil ich in Gedanken immer in Deiner Nähe bin. Um Deine Träume zu beruhigen: Mein Nachname ist Mitsotakis. Und daß nicht nur Du unvernünftig bist, auch ich trage Schuld daran. Vernünftig können wir noch mit 90 werden, oder?

Ich fliege am 4. März nach Athen und von da aus nach Brüssel. Warum Brüssel? Weil ich bei einer Fluggesellschaft den Flug ganz billig bekomme. Mit dem Zug weiter nach Düsseldorf in ein Hotel. Am 5. habe ich einen wichtigen Termin in Düsseldorf. Am 6. fahre ich morgens früh von Düsseldorf mit dem ICE nach Berlin-Zoo. Ich komme dort 11:47 Uhr an. Dann wollte ich eigentlich ins Hotel und einchecken. Anschließend muß ich langsam in Richtung Messe, da ich bereits um 15 Uhr einen Termin habe. Auf der Messe werde ich wohl bis circa 18 oder 19 Uhr bleiben, um dann ins Hotel zurückzufahren (»Astoria« am Stuttgarter Platz), mich zu duschen, zu rasieren, einzuparfümieren, meine paar Haare zu kämmen, Herztropfen einnehmen (wegen des Herzklopfens), Zähne putzen, Schuhe putzen und dann zitternd darauf zu warten, daß ich mich mit einer Frau treffe, die ich nicht kenne und die mir doch soviel bedeutet.

Was dann kommt, weiß nur der liebe Gott. Bleiben werde ich bis zum 10. und spät abends zurückfahren nach Brüssel, da mein Flieger nach Athen morgens geht. Ist zwar alles etwas umständlich, aber ich reise eigentlich gern, also macht es mir auch nichts aus. Am 11. werde ich dann in Athen übernachten und morgens am 12. März nach Kreta weiterfliegen. Meine Abende in Berlin habe ich bisher nicht verplant, und eigentlich will ich schauen, daß ich Zeit habe, um mich mit Dir abends zu treffen, da ich tagsüber hauptsächlich auf der Messe sein werde. Ich weiß noch nicht, was geplant ist, weil normalerweise Zeit für die vielen Partner reserviert werden muß, aber es wird wohl nur ein Abend sein. Da ich ja erst das zweite Mal in Berlin bin, kannst Du dort mit mir machen, was Du willst. Also, Samstag ins »Ypsilon«. Du mußt mir nur noch sagen, wo und wie wir uns treffen. Wehe, Du kommst nicht, dann nehme ich ein Taxi zur Niemetzstraße und ziehe Dir Deine hübschen Ohren lang (da fällt mir auf: weißt Du, daß Niemetz in slawischen Sprachen Deutscher heißt? Was frag ich, sicher weißt Du Sprachgenie das).

Eigentlich wollte ich mich umbringen im Wannsee, falls Du mir eines Tages abhanden kommen solltest, nicht nacktbaden. Dann lieber in die heiße Wanne mit ... Okay, ich höre ja schon auf.

Ich komme übrigens allein an in Berlin, wenn Du die Zuggäste nicht mit einrechnest.

Wie war denn heute Dein Facelifting, die Sonnenbank, das Fitnesstraining, die Nagelmodelage, die Pediküre etc ..... ?

Im Ernst: Wie ist Deine Untersuchung ausgegangen? Ich hoffe, daß es nichts Schlimmes ist?

Sei lieb gedrückt
Nik

Du hast gezittert an jenem Morgen vor der Untersuchung. Deine Beine unter dem Küchentisch wippten unkontrolliert auf und nieder. Blaß mit Ringen unter den Augen hast du eine Zigarette nach der anderen geraucht. In der Nacht warst du wie ein Tiger, der in die Freiheit will, durch die Wohnung gewandert und hast dich dann an den Computer gesetzt, um deine Nerven zu beruhigen. Schreiben hat dich immer beruhigt. Ich habe wachgelegen und dich beobachtet, aber nichts gefragt. Ich wußte nicht, was in dir vorging, wie du dich seit der Operation wirklich fühltest. Du hast nicht darüber gesprochen, jedenfalls nicht mit mir. Sarah war dir in jener Zeit näher. Nach außen hin schien alles in Ordnung, bis auf die Unannehmlichkeiten mit dem künstlichen Darmausgang. Du wolltest stark sein und vielleicht selbst nicht so genau wissen, was in deinem Körper vorging. »Was ich nicht weiß, macht mich nicht heiß«, sagtest du. Seltsamerweise aber nur in bezug auf deine Gesundheit, niemals auf Menschen. Da wolltest du immer wissen, woran du bist. Warum warst du deinem Körper gegenüber nicht mißtrauischer? Warum hast du Nikos vertraut? Blind?

Date:	16 Feb 1999 18:50
From:	helenaonline99@yahoo.de
To:	nikostravel@hotmail.com
Subject: Wow!

Kalispera, MEIN Nikos,

ich liebe lange Briefe! Wollte ich doch gerade schreiben, daß Du Dich nicht unter Druck setzen lassen sollst von mir, daß Du nicht schreiben mußt (5 x täglich), daß ich das Wochenende inzwischen ohne bleibenden Schaden verarbeitet habe und und und. Das schreibe ich jetzt alles nicht mehr, weil ich es liebe, Deine Briefe zu lesen. Weil ich auf keinen verzichten möchte, weil weil weil. Für jede Zeile einen Kuß, das wär's doch. Als Dank, als Zustimmung, als Beweis, als als als. Woher weißt Du übrigens, daß wir in der Niemetzstraße wohnen? Aber natürlich, aus dem Telefonbuch! Was soll's, wir können einander ja doch nichts verheimlichen.

Ja, was ist denn aus uns geworden? Ich liebe (was?), und es macht mich unendlich frei, beschwingt, also glücklich. Ich sagte ja schon, ich bin plötzlich nett zu Leuten, die ich sonst nicht so mag, strahle sie an; die wissen gar nicht, was los ist (sagt Sarah, und die ist ein Schatz).

Nee, am Bahnhof Zoo finde ich Dich nicht, schade, da wimmelt es so ungeordnet, anders als am Flughafen, wo man in braven Zweierreihen rauskommt. Aber den ganzen Tag warten und wissen, Du schwebst hier irgendwo rum, ist auch unerträglich. In einer alten Mail schriebst Du, Du kämest ja nicht meinetwegen, sondern rein beruflich. Auf denn ... das wollen wir doch mal sehen! Ob ich jetzt mit Dir mache, was ich will, oder Du mit mir, sei noch dahingestellt. Ich denke, wir gehen mit der nötigen Vorsicht an die Sache und machen einfach, was wir wollen. (Hoffentlich wollen wir!)

Übrigens, ich bin in der Badewanne lieber allein. Ich liebe

lange, heiße, tiefe Schaumbäder (oder Eselsmilch oder Sekt), schlafe, meditiere und genieße das Wasser, mein Urelement. Ich bin doch Fisch! Und da ich jetzt Deinen Zeitablauf kenne, sage ich noch mal: Wir feiern zusammen meinen Geburtstag!!! Zoë und Sarah habe ich heute mitgeteilt, daß ich vom 6. bis 10. März nicht zur Verfügung stehe, physisch vielleicht, aber mehr nicht. Nur mal so als Schreckschuß. Dann habe ich vielsagend (oder nichtssagend) gelächelt, und sie haben nicht gewagt, mich zu fragen. Das hat mir einen Riesenspaß gemacht.

Wie sich die Bilder gleichen, ich muß jetzt zu Frau Pfarrer. Bin zum Gemeindekirchenrat eingeladen worden, um mein Zeitungsprojekt vorzustellen. Wie war's denn beim Bischof? Das hört sich noch höhergestellt an, erzählst Du es mir?

Ich muß jetzt los und komme etwa gegen 21 Uhr wieder. Dann schau ich noch mal rein und sag Dir was Liebes, ja? Und dann würde ich gern mal wieder schlafen. Und mit der Morgenröte erwachen. Und an Dich denken und noch viel mehr. Und bilde Dir nicht ein, daß ich an allem schuld bin.

Ich ... Dich (mach was draus)
Hella

Date: 16 Feb 1999 19:21
From: nikostravel@hotmail.com
To: helenaonline99@yahoo.de
Subject: Kali nichta

Schade, leider noch keine Antwort. Ich war gerade bei meinem Steuerberater und bin noch mal kurz ins Büro, um zu schauen, ob Du schon geantwortet hast. Ich darf nicht ungeduldig werden. Aber was soll ich tun? Mein Kopf ist ein Dampfkessel. Mein Herz klopft (diese Herztropfen taugen nichts), und das ist Deine, nein, unsere Schuld. Ich werde mir ein heißes Bad gönnen, die Nachrichten anschauen und vielleicht noch einen

Film. Danach werde ich versuchen zu schlafen und etwas Schönes von Dir träumen. Bleib heute nacht nicht so lange auf, hörst Du? Heb Dir Deine Energie für mich auf.

Süße Träume und einen filaki.

Bis morgen, Nik

Date: 16 Feb 1999 21:19
From: helenaonline99@yahoo.de
To: nikostravel@hotmail.com
Subject: Schade, schade

Wir haben uns wohl gerade so verpaßt. Ich weiß ja nicht, wie schnell die Übermittlung geht, aber verpaßt ist verpaßt. Schade, ich wollte Dir beim Schmunzeln zuschauen. Ich glaube, ich war wieder ziemlich vorwitzig. Das geschieht nicht in meinem Kopf, vielmehr in den Fingerspitzen, aber ich nehme kein Wort zurück!

Meine Sitzung bei Kirchens war recht öde. Aber ich habe mein komplettes Programm vorgestellt, Kosten/Nutzen-Analyse dargelegt und wurde mit Beifall entlassen. Bei der Gelegenheit erfuhr ich, daß die Pfarrerin (sie heißt Thea, ist alleinerziehende Mutter und somit recht unkonventionell für ihren Beruf) Klavier spielt. Wir wollen uns demnächst einmal zum gemeinsamen Musizieren treffen. Ich spiele doch Saxophon. Hatte ich Dir das schon geschrieben?

Mein Gott, bin ich müde jetzt. Ich verlasse Dich hiermit, finde Dich ja sowieso im Traum wieder …

Deine Hella

Date: 17 Feb 1999 18:38
From: nikostravel@hotmail.com
To: helenaonline99@yahoo.de
Subject: Gia sou matia mou (Grüß Dich, mein Augenlicht …)

Kalispera Hella, schade, daß ich Dich gestern so knapp verpaßt habe. Nachdem meine Mail weg war, habe ich abgeschaltet und bin nach Hause. Dort sah ich dann die ganze Geschichte mit dem Chef der kurdischen Arbeiterpartei, an der wir Griechen ja beteiligt gewesen sein sollen. Jetzt, wo ihn die Türken haben, wird er wohl nicht mehr lebend rauskommen. Beteiligt waren an der Entführung die CIA, der MOSSAD, die Türken und die Kenyaner. Die Griechen haben sich wohl etwas dümmlich angestellt. Übrigens war dieser Herr zum Auftanken des Flugzeuges auch einige Stunden in Griechenland. Ich hoffe nur, daß sich die Aufregung bald wieder legt, sonst wirkt sich das auf die Touristen in Kreta aus, und dann kann ich mein Budget gleich verbrennen.

Du willst mir also für jede geschriebene Zeile einen Kuß geben? Da werden vier Tage in Berlin aber nicht reichen, oder? Jedenfalls freue ich mich, daß es Dich glücklich macht. Auch ich habe ein sehr angenehmes Gefühl. Was mag das wohl sein? An sich bin ich ja wirklich nur geschäftlich in Berlin, denn geplant ist dieser Trip schon seit dem letzten Jahr. Aber nun, da ich Dich kenne, freue ich mich erst recht. Du kannst mich jedenfalls an den freien Abenden hinschleppen, wohin Du willst. Ich bin dabei. Wann ist denn genau Dein Geburtstag, Du Fisch, und wo willst Du ihn feiern?

Daß wir mit der nötigen Vorsicht an die Sache gehen, ist schon klar. Schließlich sind wir beide wohlerzogene erwachsene Menschen. Daß Du mich aber nicht in Deine Wanne läßt, ist nicht nett.

Dein neuer Spitzname sei Cleopatra, von wegen Eselsmilch etc. Den Sekt trinkst Du doch aber im Glas, oder? Ich glaube, daß Deine Familie sich in etwa denken kann, warum Du vom 6. bis 10. nur physisch dort sein wirst, zumindest Deine Nichte Sarah. Ich wäre zu gerne nur eine kleine Maus, die Eure Gespräche über mich belauscht ...

Mein Besuch beim Bischof war von Erfolg gekrönt. Ich glaube, wir haben einen ganz guten Draht zueinander gefunden, und in Zukunft wird er seine ausländischen Gäste vielleicht von mir über die griechischen Inseln jagen lassen. Außerdem konnte ich ihn überzeugen, daß es für meinen Freund Michalis wichtig ist, zur ITB zu kommen. Ich bin gespannt, ob das klappt.

Die Hotelmanager stehen im Moment Schlange bei mir, allerdings habe ich sie im Verdacht, daß sie wegen meiner Sekretärin hier Kaffee trinken, die recht hübsch ist. Nein, Du mußt jetzt nicht wieder das Schlimmste denken. Ich habe einen Grundsatz, den ich mein ganzes Leben nicht gebrochen habe: niemals irgend etwas mit dem Personal. Gibt nur Ärger. Abgesehen von ihrem ansprechenden Aussehen ist sie eine Topkraft, auf die ich mich absolut verlassen kann, spricht genauso gut Deutsch und Englisch wie ich. Im übrigen hat sie einen Freund, was ich aber den Hoteliers nicht gerade auf die Nase binde. Wenn ich mitten in der Hochsaison ein Zimmer benötige, lasse ich sie anrufen, da werden ihre Herzen schwach, und schwupps, hab ich, was ich wollte.

Jetzt sind es noch genau siebzehn Tage, bis ich bei Dir bin. Ist ja gar nicht mehr so viel, oder? Meinst Du, wir halten noch so lange durch ohne Entzugserscheinungen psychosomatischer Art? Aaaaaaaaachhhhh. Die Tage gehen auch nicht so schnell vorüber, wie man es gerne hätte. Gestern war ich in Gedanken mit Dir im Kino, und da haben wir dann … Hmmm, war das guuuuut. Neugierig? Daß Du Saxophon spielst, finde ich ungewöhnlich. Spielen das nicht eher Männer? Ist wahrscheinlich Quatsch. In Berlin könnten wir ja auch zusammen musizieren. Ich singe und du spielst? Nur so eine Idee des … Orpheus.

So, grüß die Wanne von mir, onira glyka kai tha ta poume awrio matia mou (Süße Träume und bis morgen, mein Liebling).

Ich … Dich übrigens auch (warum machst DU nichts draus?)

Nik

Date: 17 Feb 1999 22:41
From: helenaonline99@yahoo.de
To: nikostravel@hotmail.com
Subject: …. !?! Ta matia sou tessera!!!!! (Paß auf, Du!)

Aber das tust Du ja. Schon wieder hab ich Dich knapp verpaßt. Ich war um 18:30 kurz drin, hab nichts gefunden und mußte dann noch mal weg, mein lieber Nikos. Mein Nikos, weil es übrigens noch einen gibt, einen Exfreund von Zoë, der ihr mal einen Antrag gemacht hat. Kürzlich bekam ich eine Urlaubskarte, unterschrieben mit Nikos … Schreck (freudiger), laß nach! Aber es war eben nur Nikos und nicht m e i n Nikos.

Mit Dir ins Kino zu gehen scheint gefährlich zu sein, da will ich es mir doch noch mal überlegen. Musizieren wäre da unverfänglicher. Sind denn erwachsene, wohlerzogene, (aufmerksame, liebe, sensible, ausgeglichene, sanfte, zärtliche, mutige) Männer im Dunkeln nicht mehr zu kalkulieren????? Ich krieg Angst! Und bin natürlich absolut neugierig auf Deine Erklärung (was im Kino so passiert ist) morgen. Ich muß um zehn zum Friseur, bin um zwölf wieder da und will es dann wissen, bevor ich um drei wieder weg muß.

Wir sind doch noch nicht verheiratet, oder? Melden uns aber beide schon pünktlich an und ab, da muß ich wirklich lachen. (Ich tu es gerne.)

Nur noch siebzehn Tage bleiben uns? Ich bin ganz verunsichert, da ich mich schon so oft verzählt habe. Daß Du schon ein paar Tage vor Deiner Ankunft nicht mehr schreiben kannst, verursacht mir regelrechtes Herzrasen. Muß ich wieder Zeus anrufen??? Deine Herztropfen helfen nicht, die Verdunklungsbrille hilft auch nicht, eine Schlafkur wäre vielleicht gut und verbessert das Aussehen ungemein! Drei Tage Tiefschlaf (für mich), und wir sind übern Berg. Ach, wenn's doch nur schon überstanden wäre …

Die spinnen, die Kurden. Ich hab es auch sehr aufmerksam verfolgt. Den Medien nach habe sich die Lage zwar inzwischen beruhigt, aber man rät den Deutschen dennoch, nicht in die Türkei zu reisen. Mich würde jedoch keiner davon abhalten können, in Griechenland Urlaub zu machen. Ich war in Mytilini, als die Türken scharf geschossen haben, um ihre Fischereizone zu verteidigen. Das Meer ist da nur drei Kilometer breit. Im Inneren der Insel habe ich wenig von den Auseinandersetzungen gemerkt.

Kürzlich sah ich mir übrigens einen älteren Urlaubsfilm an, nur um das Gefühl zu haben, etwas griechische Luft zu atmen und das Meer rauschen zu hören. Danach habe ich mir und Zoë einen Basilikumtee gekocht. Ihr Kommentar: »Willst du uns vergiften?« Na ja, einer spinnt immer.

Das Gespräch über die Badewanne brechen wir hier ab, ja? Mein Rücken ist sauber! Du möchtest Mäuschen bei unseren Gesprächen sein? Da würdest Du allerdings nicht viel hören. Ich muß Dir sagen, daß mir meine (diesbezüglichen) Gedanken so heilig sind und für gewöhnliche Familienmitglieder viel zu schade; ich gönne es keinem. Verstehst Du? Und Sarah sieht mich an, liest in meinen Augen und sagt »ist schon o.k., brauchst mir nichts mehr zu erzählen«. Übrigens, wenn Du etwas hören würdest, wüßtest Du es längst, weil Du schon ein Vorkaufsrecht auf meine Gedanken hast. Wie drückst Du es so gemessen aus? »Auch ich habe so ein angenehmes Gefühl.« Deswegen.

Zu »Ich ……… Dich« fallen mir nur drei, vier Wörter ein, weißt Du mehr? Vielleicht bin ich jetzt auch zu müde. Übrigens, ich liebe Deine Schlußsätze und den letzten ganz besonders. Kann ich Dir erklären, aber nicht jetzt. Manches sieht auf dem Papier einfach nicht so aus, wie es gedacht ist.

Heute sind wir im Tiefschnee versunken, ich habe mein Auto nicht wiedergefunden. Vor der Tür standen viele weiße eiförmige Dinger, nicht voneinander zu unterscheiden. Hoffentlich wird es morgen besser, ich bin nicht scharf auf einen Blechschaden. Nee, ich hör jetzt auf.

Ich schicke Dir süße Träume, nein, viel besser, ich teile sie mir mit Dir! Und ich freue mich auf morgen und auf Deinen Brief. Gute Nacht, mein Nikos

Samstagvormittag. Wir fuhren zum Einkaufen. Eine halbe Stunde habe ich das Auto freikratzen müssen, bis es startbereit war. Du hattest mich vom Balkon aus ungeduldig angetrieben, weil du zum Mittag wieder zurück sein wolltest, um Nikos zu schreiben. Ich hatte mittlerweile Angst, neben dir im Auto zu sitzen. Du fuhrst unkonzentriert und immer zu schnell. Ich hatte die Straßenbahn schon vor uns gesehen, noch bevor du auf die Bremse tratst. Mein Aufschrei ging über in das schneidende Kreischen der Bahn, die der Fahrer in letzter Sekunde zum Stehen brachte. Das Auto stand bereits auf den Schienen. Mir war schlecht. Du hingegen hast dich sogar noch auf eine Diskussion mit dem Fahrer eingelassen. Als ob er schuld gehabt hätte! Du hast alles leichtgenommen damals, und das war schön und gefährlich zugleich.

Date: 18 Feb 1999 08:08
From: helenaonline99@yahoo.de
To: nikostravel@hotmail.com
Subject: Schon wieder ein neuer Morgen ohne Dich, mein Lieber.

Ich suche meine Gedanken an Dich, nicht mal im Traum habe ich sie gefunden. Verschlafen hab ich, der Kater stinkt, der Kaffee schmeckt nicht. Es gibt solche Tage, da kann man nur hoffen, daß sie schnell vergehen. Draußen liegt noch immer Schnee, längst nicht mehr so schön. Dann sehe ich Dich mit hochgeschlagenem Kragen durch die Straßen flitzen, Deine Ämter abklappern. Aber vielleicht ist ja ganz nettes Wetter, und Du ziehst gar nicht den Kopf ein. Schon blöd, so eine große Entfernung. Laß sie doch bitte bald auf dreißig Zentimeter schrumpfen, ja? Also, ich meine so etwa Bildschirmentfernung, Du weißt schon.

Manchmal frage ich mich, was ich eigentlich von Dir weiß. Wer bist Du, was magst Du NICHT? Aufdringliche, nach Dir jammernde Frauen? Zu viele Fragen? Gefühle wie in der Achterbahn? Dann lasse ich's jetzt und schreibe später weiter, vielleicht wird es ja besser. Bis dann, ich hab Sehnsucht nach Dir,

Hella

Date: 18 Feb 1999 10:19
From: nikostravel@hotmail.com
To: helenaonline99@yahoo.de
Subject: You are always on my mind

Kali sou mera Asteri mou (Dir einen schönen Tag, mein Stern), Du behältst Deine Geheimnisse lieber für Dich? Macht das nicht einsam?

Vielen Dank auch für die vielen Komplimente. Du mußt keine Angst haben, mit mir ins Kino zu gehen, denn dort würde ich nur Popcorn und Coca Cola für uns kaufen und sie brüderlich mit Dir teilen. Enttäuscht?

Und nein, wir sind nicht verheiratet.

Das An- und Abmelden ist eigentlich was Deutsches. Bei Euch ist ja Pünktlichkeit eine Tugend. Bei uns sieht man es gelassener. Ich bin heute morgen zum ersten Amt gegangen, bei dem ich einen Termin hatte, sah eine riesige Schlange und bin gleich wieder gegangen. Beim zweiten Amt dito. Dann geht man eben einfach und versucht es später noch einmal oder am nächsten Tag.

Nur zwei Tage wirst Du auf meinem Weg nach Berlin ohne Mail von mir sein. So lange mußt Du schon durchhalten. Ich könnte Dich ja in der Zeit anrufen, wenn Du Dir das zutraust. Aber das mußt Du wissen. Versuch mal, abends ein Glas Milch und Kekse zu Dir zu nehmen vor dem Schlafengehen, vielleicht schläfst Du dann besser ein? Ich kenne noch eine andere Therapie ... okay, okay, ich werde schon wieder frech.

Einerseits kann ich die Kurden ja verstehen, andererseits verscherzen sie sich Sympathien, wenn sie z.B. in Deutschland Anschläge verüben. Euer Kanzler hat ja schon gedroht, daß diejenigen ausgewiesen werden, die sich nicht an die Gesetze halten. Unsere Politiker haben jetzt einen Haufen Fehler gemacht, und ich hoffe, daß unser bescheuerter Außenminister den Hut nehmen muß. Im übrigen finde ich es ganz in Ordnung, deutschen Touristen von Türkeireisen abzuraten. Sie sollen ja statt dessen zu uns kommen. Hauptsache, man macht ihnen irgendwann nicht angst, bei uns würde es auch gefährlich. Dann haben wir wieder das gleiche wie mit der Albanienkrise. Alle dachten, in Griechenland wäre es gefährlich, und die abenteuerlichsten Geschichten wurden erzählt. Alles absoluter Blödsinn. Es war völlig ruhig. Im Norden hätte man zwar abends die Kalaschnikows hören können, aber das war es schon. Kein Tourist wäre deswegen ausgeflippt. Aber dennoch hatten wir ein mieses Jahr, nur wegen der Gerüchte.

Also, Hella, Basilikumtee mag ich leider auch nicht. Bergkräutertee schon eher. Aber da ich viel Kaffee trinke, habe ich mir angewöhnt, koffeinfreien zu trinken. Ansonsten trinke ich gern viel Wasser ohne Kohlensäure. Typisch Grieche eben. Ouzo, Schnäpse, Whiskey und solche Sachen trinke ich nie. Wein ganz selten zum Essen. Auch rauche ich, wie gesagt, nicht. Aber mir macht es absolut nichts aus, wenn jemand raucht oder was trinkt. Ich bin keiner von denen, die einem immer die Zigarette madig machen wollen.

Badewanne ist erledigt. Wie wär's mit duschen?

Jetzt will ich mal versuchen, Worte einzusetzen in Deinen Satz: Ich ... Dich. Mir fallen folgende Wörter ein: liebe, hasse, verachte, bewundere, vermisse, mag, verstehe, küsse, verfluche, verbanne, will, brauche, respektiere, spüre, fühle. Welche würdest Du denn gerne einsetzen?

Wer ich bin, willst Du wissen? Du kannst mich immer fragen, was Du willst. Aber richtig kennenlernen wirst Du mich erst, wenn wir uns treffen. Da hast Du dann genügend Zeit, um mich alles zu fragen, und ich verspreche Dir, alles zu beantworten.

Meine Gefühle fahren Achterbahn, wie die Deinen, und ich möchte den Strom nie wieder abschalten. Gerade bin ich ganz oben und genieße für einen Moment dieses erhebende Gefühl einer grandiosen Aussicht, bei der mir ein ganz klein wenig schwindelig wird. Weißt Du, wer mit mir in dieser Gondel sitzt und sich an mich lehnt? Meine Amazone, mein Stern, meine Eurydike ...

Mou lipis (Du fehlst mir)
Nikos

Warum hast du ihn nicht schon hier gefragt? Hattest du Angst davor, mehr von ihm, die Wahrheit zu erfahren? Wolltest du, vielleicht zum ersten Mal wieder, einem Mann vertrauen? Dich hingeben, bedingungslos einlassen auf eine Liebe, die dich nach deiner Krankheit ins Leben zurückrufen sollte? Ist wahre Liebe nicht nur dann möglich? Ist nicht das Bild, das wir vom anderen im Herzen tragen, erschaffen nach dem Maß unserer Sehnsucht, der eigentliche Gegenstand des Gefühls? Tritt nicht der andere zurück dahinter, damit wir die Angst, uns verwundbar zu machen, überhaupt vergessen können? Vielleicht hast du das gewußt und gerade deshalb die Augen verschlossen und deinen Traum gelebt, der doch nicht das Leben war.

Date: 18 Feb 1999 15:56
From: helenaonline99@yahoo.de
To: nikostravel@hotmail.com
Subject: Bleib oben!

Natürlich sitze ich neben Dir in der Achterbahn, allein würde ich mich der Gefahr nicht aussetzen. Und schalte den Strom lieber nicht ab, Nikos, sonst stürzen wir womöglich ab.

Schön, daß Du mir so »pünktlich« geantwortet hast. Ich habe es allerdings nicht so mit der deutschen Pünktlichkeit. Es ist ein schreckliches Wort. Was ist schon pünktlich im Leben? Bei mir ist es viel eher Ungeduld, und die genannten Uhrzeiten sind meine Belastungsgrenzen. Die brauche ich, um nicht herauszufallen aus der Achterbahn.

Wenn ich jetzt besser Griechisch könnte, würde ich »mou leipis« gern mit »lipis mou« beantworten. Sagt es das, was ich denke? Oh, ich würde so gern mit dieser Sprache umgehen können, aber das ist nicht mit Vokabeln lernen getan. Ich erfühle Deine Sätze und wache morgens damit auf (und hab sie dann noch). Du hast mir so viele Wörter für den Lückentest geschickt, ich suche mir später welche aus. Hassen wird nicht dabeisein, umarmen hast Du vergessen. Und das würde ich gern pausenlos, immer, rund um die Uhr, Tag und Nacht.

Ich muß gleich mit Zoë zur Physiotherapie, komm doch

einfach mit, dann brauche ich Dich jetzt nicht zu verlassen. Halte ich Dich fest, oder tust Du das? Weißt Du es? Denkst Du darüber nach?

Bis gleich,
Hella sou

Date: 18 Feb 1999 16:09
From: helenaonline99@yahoo.de
To: nikostravel@hotmail.com
Subject: noch'n Mähl?

Ich habe gerade Deinen Brief von heute morgen noch mal (und noch mal) gelesen. Mir ist wieder aufgefallen, daß ich nicht auf alles eingehen konnte, weil ich nicht immer ausdrucke. Ich lese, hastig, atemlos, Alarmglocke schlägt an, und schon muß ich in die Tasten hauen oder explodieren. Jetzt muß ich noch eine ekelhafte Übersetzung für meinen Griechischkurs machen (hatte nur drei Monate Zeit dafür...). Das schlimme ist, daß mich das Zeug gar nicht interessiert, ist es doch weit entfernt von Dir. In meiner Geschichte streiten sich zwei, einer vom Peloponnes und einer von Thassos, wo es nun am schönsten ist. Interessiert mich das vielleicht? Ich werde mich verweigern! Streik! Viel lieber setze ich jetzt noch paar Sätze in mein (Dein) Ferienprotokoll. Ich habe ja ein dickes Wörterbuch, aber kannst Du mal bitte konjugieren: erotevomai (verlieben). Ist das ein passives Verb, oder woher kommt die Endung? Bei Euch gibt es ja auch »schwache« Verben, aber sicher doch nicht dieses!!

Ach komm, ich schick jetzt einfach noch mal ab. Dino piso filakia (Vorher gebe ich Dir einen Kuß)

Hella

Date: 18 Feb 1999 19:19
From: nikostravel@hotmail.com
To: helenaonline99@yahoo.de
Subject: Bin noch oben

Die Stromgesellschaft muß wohl meine Mail gelesen haben. Wir haben heute viermal Stromausfall gehabt. Das liegt aber daran, daß ein sehr starker Nordwind bläst. Eine absolut tolle Kulisse: blauer Himmel mit wenigen Wolken und das Meer dunkelgrün aufgewühlt durch den Wind. Ich liebe dieses Szenario. Du bist also nicht pünktlich, dafür aber ungeduldig. Ich mag es auch nicht, wenn meine Geduld zu sehr strapaziert wird. Wenn ich in meiner Jugendzeit mit einem Mädchen eine Verabredung hatte, habe ich nie länger als fünfzehn Minuten gewartet. Wenn sie dann nicht erschien, Pech gehabt. Inzwischen bin ich allerdings etwas älter und geduldiger. Nur in beruflichen Dingen bin ich immer pünktlich und werde sehr ärgerlich, wenn man mich warten läßt.

Deine Antwort auf »mou lipis« (Du fehlst mir) müßte heißen: »kai esi mou lipis« (und Du fehlst mir auch) oder fragend »sou lipo« (fehle ich Dir)? Du lernst es schon noch, keine Sorge. Solange ich die deutsche Sprache nicht vergesse, kann nichts schiefgehen. Stimmt, umarmen habe ich vergessen, in Gedanken halte ich Dich immer fest.

Jetzt ist gerade Michalis reinmarschiert und hat mich eine Stunde lang aufgehalten, aber so isser nun mal.

Zur Psycho- ääh Physiotherapie komme ich gerne mit bei Gelegenheit, aber nur zum Zuschauen. Das ist was Schmerzhaftes, oder?

Wie ich heute im Wetterbericht gesehen habe, schneit es nach wie vor bei Euch. Ich muß wohl doch Schal, Handschuhe und Mütze mitschleppen, und am Ende wiegt mein Koffer über zwanzig Kilo, und ich muß Übergewicht bezahlen. Ach, lieber Frühling, kehr doch bald in Berlin ein. Meist habe ich ja Glück mit dem Wetter, wenn ich nach Deutschland komme. Vielleicht klappt es auch diesmal.

Oh nein, jetzt kommt schon wieder jemand, ein Hotelmanager. Ich muß Schluß machen. Wenn es nicht zu spät wird, schicke ich Dir noch was nach.

Kimisou kala, kratise me stin skepsi kai stin kardia sou. Kalinichta koukla (Schlaf schön, halte mich fest in Gedanken und in Deinem Herzen. Gute Nacht, Kleine)

Nikos

Date: 18 Feb 1999 20:09
From: helenaonline99@yahoo.de
To: nikostravel@hotmail.com
Subject: Kalispera

Bist Du noch da, mein Lieber? Ich komme gerade vom Kurs und bin ganz aufgewühlt. »Dir muß es ja gutgehen, daß du so strahlst«, hat die Kursleiterin gesagt. Ich, mal wieder zu feige, habe nur gegrinst und nichts gesagt. Später durfte ich aber erzählen, wann und was ich zuletzt griechisch gekocht habe. Danke, daß Du an mich (oder meine Lernfähigkeit) glaubst. Ich will ja auch fleißig sein. Oft bin ich stumm im Kurs, da mir die Wörter eher auf spanisch oder sogar katalanisch einfallen, das ist dann nicht so toll. Deine Sätze möchte ich aber auch nicht öffentlich verwenden. Sie sind MEINE. Ich halte sie fest, und ich halte Dich fest.

Ich schreibe Dir sicher noch einen Guten-Morgen-Kuß. Jetzt nur ein Bis-Gleich-Küßchen

Deine Hella

Date: 18 Feb 1999 22:34
From: helenaonline99@yahoo.de
To: nikostravel@hotmail.com
Subject: Suchtgefahr

Wo bist Du denn, mein Liebling? Sind wir bereits süchtig nacheinander?? Mich zieht es magisch an den Computer, weil darin Dein Herz schlägt. Ich will die Entfernung überwinden, und manchmal klappt es ja auch. Findest Du nicht? Hier steht ein schöner Spruch: »Worte sind Luft. Aber die Luft wird zu Wind, und der Wind macht die Schiffe segeln«. Jetzt weißt Du, was bei Euch so um die Berge fegt. Ich liebe dieses wilde Bild und gehe auch gern bei diesem Wetter (warm angezogen) raus. Als wir mal von Igoumenitsa nach Ioannina gefahren sind, hatten wir auch Schneesturm in den Bergen und trafen Zigeuner mit Tanzbären – wirklich wilde Gestalten waren das. Sehr aufregend.

Apropos »warm anziehen«: starke Männer brauchen nicht Schal und Handschuhe, wohl aber Ohrenschützer. Ich liebe nämlich Ohrläppchen!! Lach nur, wenn Du noch dazu kommst!! Irgendwann hast Du Liebestöter erwähnt, aber ich glaube, da warst Du noch unschuldig, dazu brauche ich jetzt nichts mehr zu sagen, oder?

Heute hab ich mal daran gedacht (!), daß es nicht sehr originell ist, Dich in ein griechisches Restaurant zu schleppen. Vielleicht möchtest Du viel lieber etwas Urberlinerisches erleben? Ich bin da nicht so erfahren, weil ich erst seit fünf Jahren in Berlin lebe, aber seit über zehn Jahren am liebsten in griechische Lokale gehe. War wohl etwas kurzfaserig gedacht von mir. Vielleicht sagst Du mal was? Ich hätte da noch was Feineres, mit weißen Tischtüchern, viel weißem Marmor und Silberleuchtern, leider auch griechisch, dafür aber bei mir um die Ecke.

Was machen wir nun mit dem Treffen?? Oder wie machen wir das???? Bei dem Gedanken klopft mir schon wieder das

Herz bis zum Hals. Ich halte das nicht aus!!!!! Entweder ich laufe weg, oder ich werde ohnmächtig, oder ich erliege diesem Herzleiden (Typ: schöne Leiche). Das ewige Berg- und Talfahren macht ganz schön munter.

Ich stelle mir vor, Du kommst auf mich zu, weil Du glaubst, ich sei es. Und ich tue dann so, als wäre ich's nicht, wie in solchen blöden Stummfilm-Szenen. Glaubst Du, das könnte ich? Neeeee. Ich geh aber auch nicht allein ins »Ypsilon«, sehe jedem Gast ins Gesicht, um zu prüfen, ob Du das sein könntest. Ebensowenig setze ich mich hin und glotze jeden Hereinkommenden an. Ich doch nicht! Mach mal einen Vorschlag, wie Du Dir das vorstellen könntest. Oh, mein Herz!

Als ich Dich fragte, was Du nicht magst, habe ich ganz andere Antworten erwartet. Vielleicht kleine Autos oder dicke Frauen oder laute Filme oder Regenwetter oder oder. So aber habe ich wirklich etwas über Dich erfahren. Schön. Wir müssen darüber reden. Vor ungefähr sechs Wochen habe ich mir nämlich das Rauchen auf ganz wundersame Weise abgewöhnt: mit Autosuggestion. Es hat wirklich gut geklappt, ich wollte nicht mehr diesen Geruch um mich haben, nicht das Geld dafür ausgeben, und gesünder ist es ohnehin. Und dann kamen Zeiten über mich, in denen ich nicht mehr Herr über meinen Willen war. Da kam so ein E-Mailer daher, der immer wieder, wenn er weg war, volle Aschenbecher hinterließ. Und das war oft! Inzwischen bis zu dreimal täglich! Ich mag aber den Rauch nicht in den Haaren und den Kleidern haben, also muß ich was dagegen tun. Noch fünfzehn Tage? Fürs Zählen warst ja Du zuständig. Ach ja, die zwei Tage Vakuum. Ich werde es aushalten, und Du hast ja zu tun. Weil wir doch erwachsene, wohlerzogene Menschen sind. Hmhmhm.

Soll ich jetzt mal nachsehen, ob Du noch geschrieben hast? Wenn ja, nehme ich den Brief mit ins Bett, wenn nicht, dann nicht. Morgen früh muß ich schon um sieben ins Klinikum und weiß nicht, wann ich wieder mal nach Hause komme. Das wird hart, aber ich nehme Dich mit, ja? Dann sitze ich zwischen all den Stoikern mit einem aufsässigen Lächeln und halte Dich im Arm. Schönes Bild? Mach's doch wahr!

Ich liebe diese Nächte allein mit meiner Honigmilch! Ich hasse sie!!! Ach, tut mir leid, aber was ist denn kimisou kala (schlaf Du schön oder schlaf Dich schön)? Und skepsi ist nicht Skepsis, oder? Schade, ich wollte die Worte nicht zerpflücken, aber verstehen wollte ich sie doch.

Hier ist mein Kuß für morgen früh < ... >!

Deine Hella

Nachdem wir aus dem Krankenhaus gekommen waren, saßen wir im Halbdämmer der Küche. Keine Metastasen mehr, hast du gesagt. Draußen regnete es. Der Wind wirbelte Schneeballen von den Ästen der Linde und klatschte sie gegen das Fenster. Das Licht der Laternen flackerte auf und ließ dein Gesicht im Gegenlicht verschwimmen. »Heißt das, du bist jetzt über den Berg?« fragte ich. Du hast dir eine Zigarette angezündet und gesagt: »Ich denke schon. Ein paar Ergebnisse stehen noch aus. Genaueres werde ich jedoch erst in einem Jahr wissen.« Du hast erleichtert gewirkt, aber nicht wirklich beruhigt. Ein Jahr noch Ungewißheit, Bangen, Angst. Du hast sie betäubt – mit Nikos. Ich war allein mit mir.

Date: 19 Feb 1999 18:16
From: helenaonline99@yahoo.de
To: nikostravel@hotmail.com
Subject: Wie Du mir nicht, so ich Dir doch!

Ja, mein Engel, ich weiß, Du hattest keine Zeit, Du wußtest nicht, wann ich nach Hause komme, Du hast trotzdem (fast) pausenlos an mich gedacht, und ich soll nicht immer so ungeduldig, also tugendhaft sein. Okay.

Und trotzdem fehlst Du mir so. Ich laufe nicht mehr die Wände senkrecht rauf, denn ich bin ja schon erwachsen. Ich fluche aber, denn ich bin wohl doch nicht so wohlerzogen (wie Du?), und ich nähre meine Sehnsucht. Ich hatte einen frustrierenden Tag, sechs Stunden Wartezeit im Klinikum, es ist sch...kalt und regnet, und kein Sonnenstrahl fällt in mein Herz.

Hab ich Dich nicht genug wachgeküßt? Das könnte ich nachholen, nur, es ist erst 18:24 bei uns ...? Ich gehe jetzt mit Sarah ins Kino und danach noch gemütlich schnattern. Wir werden uns wohl doch »E-Mail für Dich« ansehen, wie das bei anderen mit den E-Mails geht, spannend ist es allemal.

Du fehlst mir so, Du fehlst mir so sehr, Du fehlst mir noch mehr, Du fehlst mir aperigrapta (oder wie das hieß), jedenfalls unbeschreiblich!!

Deine Hella

Date: 19 Feb 1999 20:13
From: nikostravel@hotmail.com
To: helenaonline99@yahoo.de
Subject: Endlich Zeit

Gia sou kai kalispera koukla mou (Hallo, guten Abend, meine Kleine),

»uff«, kann ich nur sagen. Es fing schon damit an, daß ich heute morgen mit der griechischen Bürokratie zu tun hatte. Dagegen ist das deutsche Beamtentum ein Paradies! Hier hast Du es mit 90 Prozent ahnungslosen Möchtegernbeamten zu tun. Katastrophi, sag ich Dir nur. Als ich dann im Büro alles einigermaßen erledigt hatte, kam ein Hotelmanager, der wegen eines Fragebogens meine Hilfe brauchte. Ich mußte ins Deutsche übersetzen und tippen, so daß die Druckerei was damit anfangen kann. Das hat dann noch mal anderthalb Stunden gedauert.

Und so ähnlich ging es weiter. Ist heute nicht mein Tag. Gleich kommt der Techniker, der mir den Scanner anschließt, dann muß ich wieder eine Pause einlegen. In meinem Kopf ist im Moment so ein Durcheinander vor lauter Sachen, die ich erledigen oder organisieren muß, daß ich erst mal einen Kaffee brauche …

Aaah, der erste Schluck ist immer der beste. Was war das denn für eine schlimme Übersetzung? Ist doch klar, daß der Peloponnes viel schöner ist als Thassos. Thassos ist eine karge Insel. Der Peloponnes ist Griechenland schlechthin. Schließlich bin ich dort geboren!!!!!

Also, erotevomai ist ein passives Verb und wird folgendermaßen konjugiert:

erotevomai	ich bin verliebt
erotevesai	du bist verliebt
erotevetai	er ist verliebt
erotevomaste	wir sind verliebt
erotevosaste	ihr seid verliebt
erotevontai	sie sind verliebt

Dein Griechischkurs scheint ja gut zu laufen. Kann es sein, daß Du etwas erotevmeni bist? Kai ego echo erotivti tin psichi sou (Kann es sein, daß Du etwas verliebt in mich bist? Und ich habe mich verliebt in Deine Seele).

Mich zieht es auch immer magisch an den PC, weil ich weiß, daß ich mich gleich danach besser fühle, wenn eine Mail von Dir auf dem Bildschirm erscheint. Ich kenne zwar nicht Dein Äußeres, aber ich kenne ein großes Stück Deines Inneren, und das ist genau das, was einen Menschen ausmacht. Dein Spruch erinnert mich an einen anderen: »Ein Schmetterling schlägt seine Flügel im Amazonas und verursacht in der Sahara einen Sandsturm« …

Ich brauche keine Ohrenschützer, denn ich würde gern

angeknabbert werden, Du auch? Liebestöter habe ich seit der Bundeswehr nicht mehr getragen und dort nur, wenn es befohlen wurde. Zum Test mußten wir antreten und den Reisverschluß der Hose öffnen. Wehe, Du hattest keine langen Unterhosen an. Zur Strafe mußtest Du dann einen Tag lang Wache schieben. Wo? In Deutschland!!

Es mag vielleicht nicht originell sein, in eine griechische Kneipe zu gehen, aber ich liebe es, im Ausland die griechischen Lokale auszuprobieren. Mach es so, wie Du willst, ich richte mich nach Dir. Wie wir uns treffen sollen? Ich denke mir das folgendermaßen: Am einfachsten für mich wäre es, wenn Du ins Hotel kommst und wir uns an der Rezeption verabreden. Gott sei Dank funktioniert jetzt der Scanner, und ich muß noch ein gutes (vorteilhaftes) Bild von mir suchen (ein bißchen eitel bin ich schon). Dann weißt Du, wie ich aussehe.

Wie wäre es mit 21 Uhr an der Rezeption, ist das okay? Es würde auch etwas früher gehen, 20 Uhr. Sag mir einfach, wann es Dir lieber ist. Oder ich rufe Dich an, sobald ich ausgehbereit bin, und warte dann auf Dich. Und ich hoffe, daß Du mich nicht versetzt, oder? Nein, ich glaube, daß Du trotz Herzklopfen und Berg- und Talfahrt neugierig genug bist, um mich nicht zu versetzen. Klar werden wir feuchte Hände und rasende Herzen haben, aber das ist ja gerade das Aufregende daran, findest Du nicht?

So, jetzt ist die Art des Treffens erstmal geklärt. Du hast mir immer noch nicht gesagt, wann Du genau Geburtstag hast.

Wie, Du hast das Rauchen meinetwegen wieder angefangen? (Wie Marguerite Duras das Trinken, als ein über fünfzig Jahre jüngerer Verehrer in ihr Leben trat und sie sich in eine letzte Liebe stürzte?) Wir machen es so, immer, wenn Du Dir eine Zigarette anzünden willst, bekommst Du von mir als Ersatz einen Kuß. Vielleicht gewöhnst Du es Dir dann ab, wer weiß?

Du schreibst mir gar nicht, was es mit den Untersuchungen und dem Klinikum auf sich hat. Du mußt keine Angst haben, mir davon zu erzählen. Ich würde gern wissen, ob es Dir gut geht und ob die Untersuchungen in Ordnung sind. Außer Du willst es nicht, dann will ich Dich nicht drängen.

Allein bist Du übrigens nicht. Mit meinem Herzen bin ich immer bei Dir. Kimisou kala heißt: schlaf gut und skepsi = Gedanke. Danke auch nachträglich für den Weckkuß. Dafür bekommst Du jetzt von mir einen Gute-Nacht-Kuß.

Träum was Schönes (von uns) und trink eine Honigmilch für mich mit.

Ich umarme Dich und drücke Dich ganz fest.
Dein Nikos

PS: Ich schicke Dir auch ein paar Bilder von Kreta, um zu testen, ob das funktioniert. Sag mir dann Bescheid.

Date: 20 Feb 1999 10:56
From: helenaonline99@yahoo.de
To: nikostravel@hotmail.com
Subject: Eiszeit

Gia sou mon amour, heute bin ich wieder zur Eissäule erstarrt, es ist doch Samstag. Nachts war ich kurz bei Dir, hast Du es bemerkt??????? So gegen drei? Entsprechend kurz war die Nacht (für mich). Auf dem Eis war ich schlecht, die Knie zittern immer so. Ti na kanoume (Was soll's)?

Gestern war nicht Dein Tag? Ich hab's bis hierher gemerkt. So was strahlt weit! Ist uns etwas passiert dabei? Wenn ja, will ich es nicht in meine Gedanken lassen. Wenn nein, will ich mich freuen. Ich denke zuviel über die nächsten Tage nach. Dabei fällt mir gerade auf, daß im griechischen »skepsi« das deutsche Wort Skepsis steckt. Aber vielleicht sollte mir Dein

Hinweis auf Duras Mut machen?? Mir wird immer banger ums Herz. Aber ich werde Dich nicht versetzen, und das nicht nur, weil ich so neugierig bin. Das ist inzwischen mein kleinstes Problem. Du kannst wirklich aussehen, wie Du willst.

Die Ansichten von Kreta, die Du mir heute nacht geschickt hast, sind wunderschön. Ich habe lange davorgesessen und bin darin spazieren gegangen. Sehr griechisch, und doch anders. Diese Insel scheint alles zu haben, Dürre und Fülle, archaische Kargheit und mediterranes Flair, schneebedeckte Berge und meterlange Sandstrände. Chania zum Beispiel wirkt wie ein muslimisch verwandeltes Venedig (das über die Speicherhallen ragende Minarett), Heraklion hingegen typisch großstädtisch molochartig, eigentlich nicht besonders schön. Ich weiß so wenig über die Geschichte Kretas, erzählst Du mir was? Mal sehen, vielleicht richte ich mir eins der Bilder als Bildschirm-Hintergrund ein, dann habe ich Deine jetzige Heimat immer vor mir.

Natürlich bist Du eitel, wäre ich doch auch. Ich habe absolut kein schönes, neueres Foto von mir, selbst wenn ich es scannen könnte. Deshalb geh Du ruhig in Vorleistung und mach Dir keine Sorgen. Ich habe schon so vieles an Dir lieben gelernt, das bleibt mir ja.

Ich war also in »E-Mail für Dich«. Ganz nett, aber flach. Mit uns hatte der Film nichts zu tun. Außer, Du hättest einen Hund, dann wäre das die einzige Parallele. Meg Ryan mag ich, sehe mich in ihr ein wenig selbst, jedoch eher in der Komik als im Aussehen. Nach dem Kino waren wir in einer Hinterhof-Kneipe, wo wir uns wunderbar über unsere Beziehungsängste austauschen konnten. Frauen verwechseln so oft Eintauchen mit Untergehen. Ich weiß nicht, ob Du das verstehst? Es wird soviel von Gleichberechtigung gesprochen. Nur, auf welcher Ebene findet sie denn statt?

Ich will nicht schon wieder die Stirn runzeln, das gibt doch Falten.

Ich hätte jetzt sehr gern, daß Du im Büro bist, in Deinen Computer schaust und mich dort triffst. Im Augenblick bist Du ziemlich weit weg. Schade. Das mit dem Zigaretten-Ersatz ist eine großartige Idee. Das erspart uns ja jegliches Stottern und Ringen nach Worten! Ein schöner Gedanke. Ich freue mich so, warum kann ich's Dir nicht zeigen? Du bist eben nicht hier, das ist nicht zu ändern. Sag mir was Liebes, dann fühle ich mich vielleicht besser heute abend, ja? Ich hab Sehnsucht nach Deiner Wärme.

Hella

Date: 20 Feb 1999 11:00
From: nikostravel@hotmail.com
To: helenaonline99@yahoo.de
Subject: Was Du nicht willst, das man Dir tu…

Kalimera, angeloudi (Hallo, Engelchen),

heute bin ich doch (ein klein wenig) enttäuscht. Keine Mail von Dir? Ich habe ein bißchen das Gefühl, daß Du mir meinen Streß von gestern nicht ganz abgenommen hast. Hella, es war wirklich so. Ich habe es nicht nötig, irgendwelche Ausreden zu erfinden. Du kannst Dir gar nicht vorstellen, wie ich die anderen gestern genervt habe, weil ich Dir noch nicht geantwortet hatte. Aber ich habe in meinem Leben einige Höhen und Tiefen erlebt und habe gelernt, sehr geduldig zu sein. Ich wußte nicht, daß Fische so ungeduldig sind, dabei schwimmen sie immer so ruhig durch die Gewässer. Also muß es sich bei Dir um einen (Hai-)Fisch handeln oder einen Piranha? Wie war das mit dem Anknabbern gestern? Ich glaube, ich nehme mir noch ein Kettenhemd und einen Sturzhelm mit.

Am Montag ist der griechische Aschermittwoch, bei uns »Kathari Deftera« genannt. An diesem Tag fahren alle ins Freie hinaus zum Picknicken. Außerdem gibt es in den Bäckereien nur an diesem Tag spezielle Fladenbrote, und Papierdrachen steigen in den Himmel. Heute abend noch fahre ich nach Chania und verbringe das Wochenende bei Freunden. Am »griechischen Aschermittwoch« dann werden wir in ein kleines Dorf fahren und von dort über einen schmalen Fußweg zu einer kleinen versteckten Bucht wandern, wo wir uns an den Strand legen und unser Picknick verzehren. Das Wetter soll gut und mild bleiben (hoffentlich). Letztes Jahr war das Wasser dort bereits so warm, daß wir kurz hineinsprangen und eine Runde drehten. Jetzt ist es leider noch zu kühl. Aber heute spürt man schon die Frühlingsluft. Es ist sonnig und fast 17 Grad warm, herrlich. Nachher muß ich mich in mein Straßencafé ins Freie setzen und die Sonne genießen.

Du fehlst mir, und wie Du nähre ich meine Sehnsucht. Zum Glück sind es nicht mehr viele Tage (14). Bevor ich nach Chania fahre, schicke ich Dir einen Sonnenstrahl, und in Berlin wird mein Lächeln Dein Herz wärmen und Du meines, da kann es draußen noch so sch...kalt sein.

Mit den Kreta-Ansichten hat es also geklappt. Ich habe jedenfalls die typischsten zusammengesucht, damit Du Dir ein Bild machen kannst. Nächste Woche wirst Du auch mein Foto bekommen, und ich hoffe, daß Du dann nicht in Ohnmacht fällst. Nein, nicht wegen meiner blendenden Schönheit, sondern vor Schreck. Das Schlimmste, was passieren kann, ist, daß Du mir nicht mehr schreibst. Aber da muß ich durch. Ich glaube, daß alles irgendwie seinen Grund hat, auch Deine Anzeige und meine Antwort darauf und was sich daraus entwickelte. Nichts passiert zufällig. Wenn Du wissen willst, wie ich das Leben sehe und wie meine Einstellung ist, dann mußt Du folgendes Buch lesen: »Der Alchimist« von Paulo Coelho.

So, meine Große, jetzt hänge ich Dir noch ein Bild dran,

dann mache ich Schluß für heute. Ich muß nämlich noch einkaufen gehen. Anschließend setze ich mich ins Café und stelle mir vor, Du sitzt neben mir und genießt mit geschlossenen Augen die Sonne. Ich wünsche Dir ein wundervolles Wochenende und melde mich wieder am Dienstag. Hab Geduld, der Countdown läuft. In nur zwei Wochen bin ich bei Dir und sehe Dir in die Augen, koukla mou.

Agapi kai igia sou efchite o agapimenos sou antras.

x filakia (Liebe und Glück erfreue Dich, Dein Geliebter. x = Küßchen), daher

xxxxxxxxxxxxxxxxxxxxxxxxxxxxxxxxxxxxxxxxxxxxxxxxxxxx
xxxxxxxxxxxxxxxxxxxxxxxxxxxxxxxxxxxxxxxxxxxxxxxxxxxxx
xxxxxxxxxxxxxxxxxxxxxxxxxxxxxxxxxxxxxxxxxxxxxxxxxxxxx
xxxxxxxxxxxxxxxxxxxxxxxxxxxxxxxxxxxxxxxxxxxxxxxxxxxxx
xxxxxxxxxxxxxxxxxxxxxxxxxxxxxxxxxxxxxxxxx

Date: 20 Feb 1999 11:50
From: helenaonline99@yahoo.de
To: nikostravel@hotmail.com
Subject: Jaaaaaaa!!!!

Ich habe Dich verpaßt, mein Engel, meine Mail war schon weg, als Deine eintraf. Schade, schade, aber Du mußt gemerkt haben, wie ich auf Dein Streicheln warte. Ob es genug war, um bis Dienstag durchzuhalten, wage ich nicht zu sagen. Im Moment ist die Welt aber wieder in Ordnung. Irgendwas ist schiefgegangen, ich glaube, ein Brief von mir ist nicht angekommen. Na, ist jetzt sowieso zu spät, Du bist weg. Wenn ich nachher immer wieder kleine Gedanken abschicke, sei nicht erstaunt, am Dienstag einen vollen Briefkasten zu haben. Er soll Dich auch nicht unter Druck setzen, ich brauche nur ein Ventil.

Und: Es gibt keine Zufälle, da hast Du ganz recht.

Zoë mahnt mich gerade, daß wir in fünf Minuten los müssen. Wir sind heute auf unserem Winterball.

Ich schicke ein paar filaki in die Warteschleife

Hella

Du hättest diesen Winterball, der in den Jahren zuvor immer so wichtig gewesen war, damals vergessen, wenn ich dich nicht erinnert hätte. Dein Kopf hatte anderswo zu tun. Ich ärgerte mich darüber und schimpfte mit dir. Du nahmst mich in den Arm und lachtest. »Es wird Zeit, daß du dich mal verliebst«, sagtest du. »Damit du mich endlich verstehst.« Wie hätte ich dir erklären sollen, daß ich in dieser Zeit gar nicht fähig war, an mich zu denken, geschweige denn, mich zu verlieben. Daß die unterschwellige Angst um dich, die Eifersucht auf Nikos mein Denken und Fühlen vollkommen okkupierte. Ich war hin- und hergerissen zwischen dem Wunsch, mich von dir zu lösen, und der Furcht, dies gerade jetzt nicht zu dürfen. An jenem Abend gewann ich bei der Tombola den Hauptpreis, eine Reise für zwei Personen in ein Eislaufzentrum im Harz. Als ich dein enttäuschtes Gesicht sah, schenkte ich ihn dir. Ich wollte dir etwas Gutes tun, da du ihn dir so sehr gewünscht hattest. Vielleicht, glaubtest du, würde dich Nikos begleiten. Damals schien dir alles möglich. Ich kam dir gar nicht in den Sinn. Ein Grieche auf dem Eis? Ich habe dich ausgelacht.

Date: 22 Feb 1999 19:36
From: helenaonline99@yahoo.de
To: nikostravel@hotmail.com
Subject: x x x x x Luft holen! x x x x xxxxxxx unendlich

Wenn Du diese Mail liest, bist Du wieder da, mein Lieber. Ich freue mich, daß die Sonne wieder aufgeht, die Guten-Morgen-Küsse wieder zielgenau treffen, die E-Mail-Wellen weiterzittern. Jetzt mach mal die Anlage auf, nimm Dir einen Kaffee, leg die Beine hoch und schau ab und zu aus dem Fenster (falls Du einen ähnlichen Blick hast wie auf meinem schönen Foto vom Strand in Sougia). Wir treffen uns dort (links hinter der Tamariske unter dem Sonnenschirm?). Wie hast Du mir gefehlt! Ich kann es nicht zu Papier bringen, aber mein Herz hält es bald nicht mehr aus. Ich möchte jetzt bei Dir sein

xxxxxxxxxxHelenaxxxxxxxxxx

Gedankensammlung

Gia sou, kalimera, kardia mou, einai Kyriaki to proi stis ochtomisi (Hallo und guten Morgen, mein Herz, es ist Sonntagmorgen, halb acht) – nachher werde ich im Buch nachschlagen, ob man das so schreiben kann.

Das Haus ist still, »das Kind« schläft noch tief und fest, ein schöner Moment, meine Gedankensammlung zu beginnen. Ich habe Wollstrümpfe übergezogen und einen langen, warmen Pullover, so ist die Kälte zu ertragen (die ist aber nur äußerlich, weil ich die Heizung über Nacht abgestellt hatte).

Mir geht es gut.

Haben sich die Götter eigentlich etwas dabei gedacht, als sie die Tränen erfunden haben? Auf meinem Gesicht laufen lange schwarze Spuren (von Wimperntusche). Gestern früh auf dem Eis dachte ich, es sei wegen des kalten Windes, als mir immer die Tränen kamen, gestern abend bei dem Fest, es wäre der Rauch in der Luft, heute morgen weiß ich, daß Du es bist, der mir fehlt. Oder sind es doch die Kontaktlinsen?? Die Tränen jedenfalls sind nur salzig, nicht traurig. Ich habe Dich so warm in mein Herz gehüllt, daß ich Dich ganz nah bei mir habe. Fühlst Du es?

War das ein Fest gestern! Wir haben getanzt, bis ich meine Füße nicht mehr spürte. Ich hatte mir morgens neue Schuhe gekauft und sie gleich angezogen. Wie unvernünftig. Doch sie waren so schön, daß ich die Blasen gern in Kauf nahm. Wir haben sogar auf den Tischen getanzt, weil viel zu wenig Platz war. Eigentlich fällt es mir schwer, so aus mir herauszugehen, aber es war einfach die Stimmung, vielleicht auch die in meinem Herzen. Ich bin so froh, daß DU darin sitzt und mich im Arm hältst. Kennst Du das alte Gedicht: »ich bin din / du bist min / verloren ist das sluezzelin / du bist bezlozzen in minem herzen / und muost nun immer darinne sin« oder so ähnlich? Die genaue Schreibweise vergesse ich immer. Aber hab keine Angst, ich schließe Dich nicht ein.

Ein sehr netter Grieche (Du weißt schon, von der mediterranen Sorte, auf die die Frauen fliegen!) hat mir angeboten, mir beim Lernen behilflich zu sein. Aber wie Du ja sicher weißt, werde ich es auch ohne diese Hilfe schaffen. Laß mich Dich ein wenig eifersüchtig machen, ja? Das tut mir gut.

Die Bauchtanzvorstellung ging übrigens kurz und schmerzlos vorüber.

Wenn Du Dich beschwerst, keinen Brief von mir gefunden zu haben, macht mich das froh. Zeigt es mir doch, daß Du mehr willst. Kannst Du das verstehen? In mir ist noch immer etwas Unsicherheit, ob ich Dir zu nahe rücke, Dich zu sehr festhalte, und und und.

Weißt Du noch? Bei Deinem ersten Brief hatte ich schon Herzklopfen und habe es Dir sofort auch gesagt. Ich bin sonst nicht so naiv, aber so war es einfach. Ich denke auch, es gibt keine Zufälle. In dieser Hinsicht bin ich abergläubisch. Irgendwo sind die Strukturen vorbestimmt, die Schnittstellen festgelegt. Aber wir (ich und Du und alle) verarbeiten das Vorgegebene unterschiedlich, nämlich mit unseren eigenen Strukturen, und die sind auch kein Zufall. Und dann denke ich, daß man sensibel sein muß für die eigenen Gefühle, sie akzeptieren und laufen lassen muß. Ich meine, wenn ich anfange gegenzusteuern, könnte die Richtung falsch sein. Wenn ich das mal wieder versuche, mußt Du mich an meine klugen Worte erinnern, ja? Ein philosophischer Sonntagmorgen.

Hast Du mir jemals gesagt, weshalb Du im deutschen Date-Netz spazierengehst?

Wäre ich nicht Fisch, wäre ich gern Katze geworden. Liebebedürftig, eigenwillig, ruhig, zärtlich und abweisend zugleich, sanft und vorsichtig, kämpferisch und kratzbürstig. Wenn Du aber Haifische und Piranhas anführst, sträuben sich mir die Nackenhaare. Ich muß das sagen dürfen, um Dir meine Gefühle zu beschreiben (nicht, um Dich zu kritisieren), verstehst Du? Ich will mich erklären. Angst? Ja. Aber Du bist es mir wert. Du schreibst von Höhen und Tiefen in Deinem Leben, die Dich gelehrt haben, geduldig zu sein. Die haben Dich vielleicht auch gelehrt, Dein Leben zu erkennen. Als ich kürzlich Cher erwähnte, »If I could turn back time«, ist mir das aufgefallen. Nein, ich möchte die Zeit nicht zurückdrehen. Alles hatte seinen Sinn, es hat mich zu dem gemacht, was ich heute bin. Und wenn mit einem langen Leben eine lange Geschichte verbunden ist, um so besser!

So, jetzt frühstücken wir, es ist zehn Uhr. Mittags esse ich bei meiner Schwester, um noch etwas mit Sarah zu plaudern, denn am Montag fährt sie wieder nach Hause. Schade.

Bis gleich, Fortsetzung folgt.

Ich bin wieder da. Cher ist auch noch da, Du bist noch weg, mir geht es trotzdem gut. Es ist 17:36. Was tust Du gerade? Und wo? Ich habe inzwischen einen Lageplan von Kreta, weiß jetzt, wo Agios Nikolaos liegt. Wie weit ist es von dort bis Chania, ich meine, wie lange fährst Du? Und womit? Einen Stadtplan bekomme ich noch.

Morgen werde ich Dich beneiden. Ich würde gern auf dem schmalen Bergpfad hinter Dir gehen, d.h. ich tu's auch.

Zugegeben, wir sind nicht ganz allein, aber wir werden die Mannschaft hinter uns doch mal vergessen können. Auf Lesbos kenne ich so einen Eselspfad, der in ein wunderschönes Tal führt, wo man den ganzen Tag niemanden trifft, ein paar Schafe und Ziegen vielleicht. Dort habe ich immer das Gefühl, dem Himmel etwas näher zu sein, so daß es mir ganz leicht scheint, die Welt zu umarmen. Vielleicht haben sich unsere Fingerspitzen schon mal getroffen? Kennst du das Deckengemälde der Sixtinischen Kapelle »Die Erschaffung des Menschen« von Michelangelo? Es zeigt den Moment, bevor der Schöpfer Adam berührt, bevor der göttliche Funke in ihm Geist und Leben entzünden wird, alles ist bereit. Übrigens gibt es ein schönes Gedicht von Michelangelo. Die Übersetzung ist von Rilke.

Schönheit der Liebe

Unsterblich Liebe, deine Schönheit – ungeheuer:
da kein Gesicht dem Bild des Herzens gleicht,
das du hoch aufhebst, das du hinträgst leicht
mit fremder Schwinge, das du füllst mit fremdem Feuer.

22:00, der Tag ist fast vorbei. Das ist auch gut so, ich spüre langsam etwas Erdbebenartiges in mir aufsteigen. Bis jetzt habe ich es doch ganz gut hingekriegt, aber ich muß gestehen, meine Gedanken kreisen ständig um uns, oder eher um Dich. Du könntest mir jetzt durch Deine Anwesenheit hinter dem Bildschirm helfen, aber Du hast ja was Besseres zu tun. Hier spricht meine Ungeduld! Hab ich jemals behauptet, es gäbe sie nicht? Vielleicht ist ja auch Erdbeben nicht richtig. Und außerdem will ich es nicht. Jetzt würden Deine klugen Worte einsetzen und mich wieder zurechtrücken. Ich bin nahe dran, den Server zu befragen, ob vielleicht doch ein Brief für mich in der Leitung hängt, aber wie sollst Du ihn denn dorthin gebracht haben. Ich frag nachher trotzdem.

Vernunft ist also keine Sache des Alters. Ich hab gut lachen, oder? Wie es Dir gerade geht, würde mich schon interessieren. Meine hellseherischen Fähigkeiten reichen nicht so weit. Ich sehe eine große Glaskugel, in deren Mitte ein Licht brennt, umgeben von Regenbogenfarben. So sehr ich mich auch anstrenge, mehr sehe ich nicht. Bin zu weit weg. Noch wieviele Tage? Egal.

Ich habe eine schöne Vorstellung: Ich will und werde um 21 Uhr im Hotel erscheinen. Dort werde ich dem ersten greifbaren Mann langsam in die Arme sinken, mich wortlos in seinen Mantel- oder sonstigen Kragen, eher an seinen Hals schmiegen (Achtung Lippenstift!). Dort werde ich dann unbewegt verweilen bis zum 10., oder wann immer er abreist. Bis dahin kann ich ihm viele unsinnige Dinge ins Ohr flüstern, an selbigem knabbern, seinen Duft atmen, vielleicht sogar sein Herz schlagen hören. Du mußt nur für eines sorgen: Der erste greifbare Mann muß der richtige sein. Wie findest Du meine Geschichte? Dabei fällt gar nicht auf, daß wir stottern würden, oder erröten (ich), oder Fluchtgedanken (Du) haben könnten (oder auch umgekehrt).

Stell ich mir gerade eine Falle? Schade, mir fiel eben noch ein, daß ich heute schon wieder in der Badewanne eingeschlafen bin, gestern auch. Es war so himmlisch. Schaum bis zum Kinn, die Füße über den Wannenrand, leise Musik, Kaffee und die Gedanken bei Dir und Deinem letzten Brief. Darf ich doch, oder?

Sarah läßt Dich grüßen. Mit unserer Geschichte habe ich sie wirklich erstaunt. Seit ich nach Berlin gezogen bin, hatte alles, was Mann heißt, ziemlich schlechte Karten bei mir. Um so faszinierender fand sie meine Neuigkeiten. Und damit kann der E-Mail-Film wirklich nicht mithalten. Das Kribbeln ist nicht spürbar, das Fieber oder die Sucht nicht vorhanden, und eine Entwicklung findet nicht statt. Da haben wir wirklich eine ganz andere Achterbahn hinter und auch noch vor uns. Himmel hilf, daß wir da ohne Knochenbrüche (Halswirbel z. B.) rauskommen.

Für heute entferne ich mich von Dir, ich lese noch ein wenig. Ja, das tu ich auch sehr gern. Am liebsten sehr dicke Bücher, die mich ganz lange gefangennehmen. »Alexis Zorbas« steht bei mir auf einem besonderen Ehrenplatz. Den Film hatte ich aufgenommen, aber das Videoband ist vom vielen Ansehen zerschlissen. Auch »Eleni« von Nikola Gatzoyiannis habe ich durchlebt. Darüber würde ich gern einmal mit einem Griechen sprechen, der diese Zeiten (um 1950) erlebt hat. Aber das ist politisch nicht ganz ungefährlich, glaube ich jedenfalls.

Ich verlasse Dich jetzt, versuche zu schlafen und was Schönes zu träumen als Therapie gegen die bösen Geister »Ungeduld« und »Frechheit«, die mich heimsuchen wollen. Ich denke an unser Treffen und werde schlafen.

Montagmorgen, ooooohhh, wie lange noch?

Schnee, Regen, Hagel, Blitz und Donner sagt das Radio uns für heute voraus. Was hab ich falsch gemacht? Guten Morgen, mein Liebling, wachgeküßt hat Dich heute etwas anderes (was denn?) 6:30 Uhr, ein Morgen wie immer, das Kind will nicht aufstehen. Angeblich habe ich sie mit meinem Computer-Gehacke vom Schlafen abgehalten. Ich habe wohl die Tasten zu temperamentvoll mißhandelt. Auch gut. Danach habe ich jedenfalls wunderbar geschlafen. Und Du? Du fehlst mir. Könnte es sein, daß ich Dich heute abend noch zu fassen kriege?

15 Grad für Zypern und Kreta, höre ich gerade. Zu kalt für das Picknick? Nein, ich hoffe, Ihr habt es schön gemütlich. Aschermittwoch heißt bei uns, daß die Fastenzeit beginnt und »7 Wochen ohne«. Was man entbehren will, kann man sich aussuchen. Zoë hat Zucker gewählt, ich … nichts. Bin ich

doch zur Zeit überhaupt nicht in der Lage, auf irgend etwas zu verzichten. Will alles behalten, was ich in den Händen habe, oder im Kopf oder wo auch immer. Du fehlst mir, wie oft soll ich das noch sagen? Das schlimme ist, Du kriegst es gar nicht mit. Oder hörst Du es im Wind flüstern? Ich gebe mir Mühe. Reicht's? Geduld hieß diese erstrebenswerte Tugend, oder? Kenne ich nicht …

Mein Tag ist ausgebucht, Layout bei der Zeitung, dazwischen eine Gymnastikstunde. Das mit unseren Physiotherapiestunden ist nichts Tragisches. Unseren Eislauftick kennst Du ja schon. Zoë läuft bereits im Landesverband, d.h. sie trainiert für Meisterschaften. Entsprechend oft ist sie verletzt. Es macht ihr nicht soviel aus, weil dagegen ja der Erfolg steht. Außerdem ist die physiologische Betreuung sehr gut hier. Im Mai sind Berliner Meisterschaften, im Juli die Norddeutschen, und das war's dann. Danach geht sie in die USA und läßt den Sport für ein Jahr ruhen. Zur Zeit gibt es neben dem Eis nur die Schule, und das ist vielleicht ganz gut so. Erspart es mir doch die Angst um den Verfall von Moral und Anstand …hm!

Heute abend fahren wir zum Training, vorher werde ich diesen Marathonbrief abschicken, und Du wirst mein Herzklopfen durch die Leitung empfangen (64 Takte pro Sekunde). Als ich vor unendlich langer Zeit diesen Brief begann, hatte ich vor, den luftleeren Raum zwischen uns zu überbrücken. Ein Warten bis zum Dienstagmorgen schien mir unerträglich. Und das ist es auch. Ich merke, daß ich langsam zornig werde. Richtet sich mehr gegen mich, weil die Ungeduld immer stärker wird. Ich will Dich jetzt, hier, heute, sofort!!! Komm doch endlich, und nimm mir die Zigarette aus der Hand!

15:00, immer noch Montag

Hast Du mal eben ein Gänseblümchen, damit ich die Blütenblätter abzählen kann? Ich weiß es einzurichten, daß es positiv ausgeht. Oder schicke mir einen Blitz vom Olymp. Als ich vorhin aus dem Gemeindesaal kam, hat es angefangen zu schneien, die Schneeflocken prickelten im Gesicht wie Brausepulver. Ich hätte statt dessen aber viel lieber Deine x x x x x x x x x (Luft holen!) x x x x x. Und das nach vier Stunden Kirchenarbeit! Womöglich muß ich mir Sorge um Moral und Anstand machen!? Das Kreta-Bild auf dem Bildschirmschoner zieht mich magisch an. Es hat ein zauberhaftes Licht. Nicht richtig Mittagshitze, eher eine Morgensonne im Frühjahr. Und irgendwo bist Du darauf – ein Gott, ein Zerberus, ein kleiner Faun? Ich suche noch.

Mir war so, als hättest Du mal gefragt, ob ich Gitarre spiele. Leider nicht, höre aber gern stundenlang zu, der Klang fasziniert mich. Wie jedes brave Mädchen lernte ich Blockflöte spielen und dann wie schon erwähnt Saxophon. Vor ein paar Tagen spielte ich erstmals mit Thea, unserer Pfarrerin. Das war richtig nett, sie ist überhaupt eine interessante Frau. Zoë hat sie anfangs nicht gemocht, da sie den vorherigen Pfarrer sehr verehrte. Doch nun scheinen sie sich miteinander zu arrangieren.

Apropos mein Geburtstag. Nur, damit Du Bescheid weißt. Wenn wir nach dem Samstag (dem Tag Y) meinen, wir sollten uns lieber aus dem Weg gehen, feiern wir meinen Geburtstag natürlich nicht zusammen. Er ist Dienstag, am 9. März. Aber laß es uns nicht jetzt entscheiden, ja?

22:30 mein Gott, ist dieser Montag endlos lang!

Wenn ich mir vorstelle, Du könntest heute noch in den Briefkasten schauen und ihn leer vorfinden (jedenfalls ohne meine Mails), wird mir ganz schlecht. Ich weiß jetzt nicht mehr genau, was alles in diesem Brief steht. Mir ist, als hätte ich ihn vor Jahren angefangen. Es war eine harte Zeit ohne Dich. Wie sieht Deine Antwort aus? Ich bin ein wenig unsicher, vielleicht hat ja die lange Zeit Abstand geschaffen? Ich freue mich auf Dich, ich träume jetzt was Schönes, morgen ist ein besserer Tag.

Bis dann, Hella

»Du darfst nicht von mir gehen«, flüsterte ich. Mit rasendem Herzen war ich in der Nacht, als du an diesem Brief schriebst, aus einem Alptraum erwacht. Ein Eisloch hatte dich verschluckt. Tagsüber waren wir Schlittschuhlaufen gewesen. Und wieder einmal hatten deine Knie so gezittert, daß du kaum weiterlaufen konntest. Meinem besorgten Blick warst du lachend ausgewichen.

Ich habe das Licht angemacht und dich noch am Computer gesehen. Du hast mich angesehen, mit einem Lächeln, das unbeschwert und fröhlich war. Das nicht mir galt. Ich habe deine Zigarette betrachtet, die Asche, die immer länger wurde und jeden Augenblick herunterfallen mußte, und gedacht, daß deine Liebe etwas zerstört zwischen uns, daß ich ihr nichts entgegenzusetzen habe.

Date: 23 Feb 1999 08:34
From: nikostravel@hotmail.com
To: helenaonline99@yahoo.de
Subject: Bin wieder da!!!

Wie schön, drei Mails von Dir. Ich konnte es kaum erwarten, heute morgen ins Büro zu kommen und in meine Mailbox zu schauen. Jetzt sind es nur noch elf Tage, und die werden auch vergehen. Am Samstag um drei habe ich an Dich gedacht. Ich fuhr gerade nach Hause.

Deine Worte fehlten mir, aber ich wußte, daß ich heute dafür entschädigt werde. Beim Lesen all der Mails – in atemberaubendem Tempo! – spüre ich Deine Sehnsucht wie einen warmen Hauch, der über meine Haut streicht. Ich fühle mich wie elektrisiert. Ich muß erst mal tief Luft holen ... Es ist 9:28 Uhr, und vor mir liegt ein Riesenberg Arbeit. Obendrein muß ich gleich zu meinem Steuerberater, um endlich das Budget fertigzumachen, danach zu einem Kollegen, und anschließend habe ich noch eine Besprechung.

Ich werde Dir daher erst am Nachmittag ausführlich antworten können. Damit die Wartezeit nicht so lang wird, schicke ich Dir diese Mail schon mal vorab. Heute geht es mir wieder sehr gut. Die freien Tage haben mir gutgetan, auch wenn es mit dem Wetter nicht geklappt hat. Trink einen Kaffee für mich, denn ich komme nicht so bald dazu.

Sei lieb umarmt. Bis nachher.
Dein Nikos

Date: 23 Feb 1999 08:50
From: helenaonline99@yahoo.de
To: nikostravel@hotmail.com
Subject: Endlich!!!!

Atemstillstand aufgehoben!!! Oh, meine Sonne! Ich hatte so gehofft, etwas zu finden von Dir. Es ist hier erst 8:50, und ich habe Dich wieder!!!! Wie schön, vielen Dank, Du hast mir dieses Leben gerettet (ein anderes wollte ich nicht)!

Jetzt geh, und rette Deine Geschäfte, ich werde es auch tun. Bis zum Nachmittag, wenn wir uns wiedersehen, fühle Dich in meinen Armen.

Hella

Date: 23 Feb 1999 13:22
From: helenaonline99@yahoo.de
To: nikostravel@hotmail.com
Subject: Charoula singt ...

Silia mou, silia mou (meine Eifersucht) sang sie gerade, als ich aus dem Auto steigen mußte. Ich liebe es, und ich höre ihre Stimme so gern. Und dabei ist mir ein Herzenswunsch eingefallen: Kannst Du Liedertexte auftreiben? Ich denke, da Du an der Quelle sitzt und vielleicht eine Idee hast, wäre es schön. Ich möchte nämlich mitsingen können. Im Auto (oder in der Badewanne!!), wenn ich allein bin, aus vollem (übervollem) Herzen.

Oh, übervolles Herz, Du hast nur zwei Möglichkeiten: explodieren oder ersticken. Beides ist tödlich, aber was soll's. Die Götter wollen es so.

Ich liebe Dich.
Hella

Ich liebe dich, der entscheidende Satz, der eure Beziehung in eine neue Phase hob, dessen Auswirkungen ich schmerzhaft spürte. Nachts klapperten die Tasten mich in den Schlaf, und wenn ich aus der Schule kam, schriebst du schon wieder. Je mehr Stunden du vor dem Bildschirm verbrachtest, desto ungeduldiger hast du auf Nikos' Antworten gewartet. Schrieb er nicht, fluchtest du und beschwertest dich wütend bei den Meisen und Spatzen, die du täglich auf dem Balkon mit Körnern füttertest. Du warst vollkommen verrückt, trankst Unmengen Kaffee, schliefst kaum noch und wirktest doch fast irrlichternd schön.

Date: 23 Feb 1999 15:20
From: nikostravel@hotmail.com
To: helenaonline99@yahoo.de
Subject: Silia mou (Oh, meine Eifersucht)

Du schreibst: »Ich liebe Dich«. Weißt Du, was Du da anrichtest? Mein Herz will explodieren vor Freude, vor Schreck oder vor ich weiß nicht was! Benannt – gebannt, sagt man. Aber wie soll ich mein Herz bändigen, wenn ich nicht bei Dir sein kann? Vielleicht werde ich dies auch zu Dir sagen, aber ich möchte Dir dabei in die Augen schauen, agapi mou glykia (meine süße Liebe).

Am Samstag warst Du also wieder auf dem Eis. Warum zittern Dir denn die Knie so? Es liegt doch wohl nicht an der Kälte?? Ich fühlte mich auch irgendwie kurz vor einer Erkältung, schwere Knochen, Kopf nicht ganz klar, Herzklopfen (aus anderen Gründen). Doch heute bin ich leichtfüßig wie eine Fee. Kein Wunder bei so vielen, lieben Worten aus Berlin. Das Gedicht ist wunderbar. Ich wußte gar nicht, daß es Gedichte von Michelangelo gibt. Aber das Bild kenne ich, zumindest von Abbildungen her. Es ist schön, so kraftvoll, und man spürt den fehlenden Funken ganz deutlich. Ist er jetzt bei uns übergesprungen?? Ich hänge ein Bild von mir an diese Mail (für den fehlenden Funken), das am Samstagabend aufgenommen wurde. Bin gespannt, was Du dazu sagst. Erwarte nicht zuviel, ja?

Du hast schon recht, unsere Geschichte ist wahrscheinlich viel tiefer als die aus »E-Mail für Dich«. Apropos Beziehungsängste: Meinst Du mit Eintauchen das Sich-dem-anderen-Öffnen, seinen Gefühlen freien Lauf zu lassen in einer neuen Beziehung?

Unter Gleichberechtigung verstehe ich, daß man sich gegenseitig vertraut und der eine den anderen respektiert. Ich kann z.B. nicht von einer Frau etwas erwarten, was ich als Mann nicht bereit bin zu geben. Beide haben die gleichen Rechte und Pflichten.

Und wenn wir uns treffen, dann mußt Du eine Zigarette anzünden. Somit umgehen wir das Stottern und Ringen nach Worten, wie Du so schön sagst. Was werden wohl die Leute denken?

In der Zwischenzeit setze ich mich auf Deinem Bildschirm

unten links unter den Sonnenschirm und spüre Deine Wärme hautnah. xxxxxxxxxx Ach so, Chania ist mit dem Auto ungefähr drei Stunden entfernt, eine schöne Strecke, immer an der Küste entlang, die teilweise recht steil ist. Im Sommer, wenn es heiß ist, springen wir auf solchen Fahrten manchmal unterwegs ins Meer. Da gibt es sehr einsame Strände, obwohl der Norden Kretas sonst von Touristen reichlich bevölkert ist (was mich ja freut).

Kreta gehörte übrigens ursprünglich nicht zu Griechenland, erst seit 1913 (Achtung, kleine Geschichtsstunde!). Zuvor prägten erst die Minoer und nach deren Untergang durch einen gewaltigen rätselhaften Vulkanausbruch jahrhundertelang die Türken, Sarazenen und die Venezianer die Insel. Das sieht man besonders deutlich an der Architektur Chanias, wie Du ja auch schon bemerkt hast. Die Türken haben besonders grausam auf Kreta geherrscht. Sie versuchten die gesamte Bevölkerung zu islamisieren. Das machten sie einfach so, indem sie z. B. ein Dorf mit Soldaten umstellten und vom Dorfoberhaupt eine schriftliche Erklärung verlangten, daß alle Bewohner geschlossen zum Islam übertreten würden. Weigerte er sich, wurde er erschossen und sein Stellvertreter befragt, und so weiter. Alle wurden erschossen, bis einer zusagte. Damals flohen viele Kreter in die Berge und kämpften als Partisanen gegen die Türken, vor allem im Süden der Insel um Sfakia herum. 1770 kam es zum größten Aufstand unter dem Sfakioten Daskalojannis. 2000 Kreter zogen in den Kampf, den sie durch Verrat und die ausbleibende Hilfe der Russen, die ihnen versprochen worden war, leider verloren. Daskalojannis fand ein entsetzliches Ende. Vor einem Spiegel und den Augen seines Bruders wurde er öffentlich gehäutet ... Erst 128 Jahre später konnten sich die Kreter von den Türken befreien.

Danach, aber nur kurzzeitig, war Kreta unter dem Protektorat von Großbritannien, Rußland, Frankreich und Italien selbständig. »Hast Du jemals ein Volk in seiner kollektiven Verrücktheit toben sehen …?« Erinnerst Du Dich an diesen Satz aus »Alexis Zorbas«, als Prinz Georg aus Griechenland erstmals kretischen Boden betrat? An der Seite griechischer Truppen (Kreta gehörte seit dem 30. Mai 1913 zu Griechenland) begann Kreta im 1. Weltkrieg dann unglücklicherweise einen Krieg gegen die Türkei, den es jämmerlich verlor. Wußtest Du, daß damals nach den Friedensverhandlungen von Lausanne ein irwitziger Bevölkerungsaustausch begann? 600000 in Griechenland lebende Türken mußten das Land verlassen und in die Türkei, zum großen Teil gegen ihren Willen. Und 1,35 Millionen Griechen kamen aus der Türkei nach Griechenland, nach Kreta fast 20000. Der blanke Wahnsinn noch vor den russischen und deutschen Umsiedlungen infolge von Revolution und 2. Weltkrieg. 1941 sprangen deutsche Fallschirmjäger über der Insel ab. Sie legten fast achtzig Ortschaften in Schutt und Asche und brachten dreieinhalbtausend Kreter um. Mit Hilfe der Engländer wurden sie 1945 schließlich vertrieben. Es ist erstaunlich, aber die Kreter sind dennoch deutschfreundlich heutzutage. Soviel zu Deiner Frage zur Geschichte Kretas. Reicht Dir das erstmal? Aber letztlich mußt Du einfach herkommen, um die Insel selbst zu erleben.

Ich werde mal versuchen, die Texte von Alexiou aufzutreiben für Dich. Kennst Du Spanoudakis? Ist allerdings Instrumentalmusik. Wenn nicht, werde ich Dir die CD auf Kassette aufnehmen und mitbringen.

Damit Dein Herz sich in der Zwischenzeit etwas beruhigt, werde ich es in Gedanken sanft streicheln. Spürst Du es?

Ich verlasse Dich wieder für kurze Zeit und hoffe, daß Dich meine Mail solange tröstet. Gegen 18 Uhr (Deine Zeit) schaue ich wieder ins Büro.

Bis bald Thea mou, Eurydike (meine Göttin)

Nikos

Date: 23 Feb 1999 17:04
From: helenaonline99@yahoo.de
To: nikostravel@hotmail.com
Subject: Absturz!!!!!

Da will ich Part 1 (Dein Bild) speichern und öffnen, Herz klopft, Finger zittern, Ohren klingeln: Fehlermeldung, Absturz ... Computer aus, zehn Minuten auf- und abgehen, wiederholen: Absturz ... Jetzt sehe ich doch etwas: endlose Hieroglyphen (muß ein griechisches Wort sein). Was hab ich denn nun schon wieder falsch gemacht? Bitte schicke es mir heute abend noch einmal, ja? Geliebter mou, ich konnte nicht mehr warten mit meinem Geständnis (vergl.<Ungeduld>). Und wenn ich Dir in die Augen sehe, habe ich vielleicht nicht mehr den Mut, schwimme davon bzw. laufe weg. Ich fühle aber, meine Worte sind bei Dir gut aufgehoben, und das war mir wichtig. Mir ist bei Deiner Antwort auch das Herz aus der Hand gefallen. Halte es fest! So, jetzt fühle ich mich schon besser. Ich umarme wieder die Welt und berühre Deine Fingerspitzen dabei, mein Adam. Spürst Du den Funken?

Ja, was werden die Leute sagen, das frage ich mich auch. Können wir uns nicht ohne Leute treffen? Ich weiß nicht, wie ich die Zeit bis dahin aushalten werde, aber hast Du schon mal an den Tag nach dem Tag gedacht? Mein Hirn streikt, ich bin nicht in der Lage, meine Gedanken zu sortieren. Ich, die immer völlig cool alles regelt und nie die Fäden aus der Hand läßt. Ich bin das gar nicht mehr (wie schön). Draußen setzt schon wieder wüstes Schneetreiben ein. Die Strafe der Götter? Wofür? Ist doch gar nichts passiert!

Ich habe noch so viele Gedanken im Kopf, jetzt aber keine Zeit mehr, da wir zum Training (Wochenende!!) müssen. Gegen neun melde ich mich wieder. Dann hast Du mich morgen früh gleich nach dem Aufwachen im Arm. Jetzt mache ich mal die Leitung frei, damit Du durchkommst. Diese Elektronik ist sicher pfiffiger als eine Brieftaube, aber Du sollst den Brief ja noch bekommen. Ich lasse nur ganz kurz los, ja? Bis gleich, ich denke an Dich.

Hella

Date: 23 Feb 1999 19:44
From: nikostravel@hotmail.com
To: helenaonline99@yahoo.de
Subject: Letzte Mail für heute !!?

Habe gerade Deine Nachricht bekommen und Dir das Bild gleich noch mal in einem anderen Format geschickt. Aber erst einmal guten Abend, Eva mou.

Was die Leute sagen werden? Ist mir doch egal. Hauptsache, wir fühlen uns bei allem wohl, was wir tun. Dein Herz halte ich jedenfalls fest, ganz fest. Ich spüre Deine Hände, wie sie über meine Fingerspitzen streichen. Ich zittere leicht davon. An den »Tag danach« denke ich nicht, nur an DEN TAG. Warum sollen wir uns jetzt schon verrückt machen? Wir werden uns treffen und unsere Gedanken erfühlen. Es liegt an uns, was wir daraus machen und wie die Zukunft wird. Carpe diem, sagte schon ein kluger Mann, »nutze den Tag«. Danach kann die Welt ruhig untergehen. Ich finde es schön, daß Du so durcheinander bist. Ich stelle Dich mir vor, wie Du so kopflos durch die Gegend rennst und alle Leute um Dich verrückt machst. Alle, die von mir wissen, werden schon schimpfen, stimmt's?

Schnee ist keine Strafe der Götter, nur eine Abkühlung für Herzen, die kurz vor der Explosion stehen. Hier soll es bis Freitag regnen, dafür am Samstag über 20 Grad warm werden. Da bin ich mal gespannt. Im Moment bin ich etwas müde.

Habe schon zu viel gearbeitet heute. Lief Dein Training diesmal ohne zittrige Knie?

Ich gehe nun nach Hause, mit der Gewißheit, daß ich morgen wieder eine liebe Mail von Dir bekomme, in der ich all Deine Gedanken finde. Schreib einfach alles auf, was Dir durch den Kopf geht. Meiner will heute nicht mehr so, aber mein Herz schlägt weiterhin für Dich.

Eine gute Nacht wünsche ich Dir, mein angeloudi (Engelchen). Träum was Schönes von uns, und damit der Traum auch süß wird, schicke ich Dir viele, viele, endlos viele Küsse.

Dein Nikos

Date: 23 Feb 1999 22:37
From: helenaonline99@yahoo.de
To: nikostravel@hotmail.com
Subject: Ich nix Technik

Gute Nacht und guten Morgen, mein Nikos. Eine Blitz-Sekunde lang habe ich Dich gesehen, dann brach das System beim Herunterladen und Speichern wieder zusammen. Meines? Nee, nur der Computer. Ich hab gewußt, daß Du so aussiehst, ein wenig blonder, dachte ich, aber eigentlich genau so! Eine Schrecksekunde war es schon, sehr lebensecht hast Du mich angesehen. Ohhhhhhhhh, Adrenalin-Ausstoß, Herzklopfen im Schneetreiben. Zischschsch ... weg.

Und da der Computer kein Lebenszeichen mehr von sich gab, habe ich auf dem anderen (der keinen Internetzugang hat) eine Diskette beschrieben, um sie hier einzulesen und als Anlage anzuhängen. Klappt auch nicht. Der Text ist weg, der Geist müde, die Stimmung verflogen. Schade. War vielleicht auch zuviel Unsinn, was mir da zu Beziehungs- und Männlichkeitsängsten eingefallen ist. Das muß auch nicht gesagt werden, oder später mal. Warum sollte ich ein Problem aufwerfen, das ich im

Moment (und mit Dir) überhaupt nicht habe. Auf der anderen Seite hast Du bisher meine krausen Ängste auf wunderbare Weise glattgebügelt, dafür bin ich Dir sehr dankbar.

Wenn ich in einer gedanklichen Klemme stecke, kommst Du, lächelst und sagst, das ist doch nicht so schlimm, ist doch egal, löst sich alles mit der Zeit. Du weißt gar nicht, wie gut das tut. Ist das die Ausgeglichenheit, von der Du am Anfang mal gesprochen hast? Und die mir wohl völlig fehlt? Ich glaube, anderen gegenüber habe ich die auch, aber nicht mit mir selbst.

Jetzt geht es mir wie Dir, der Kopf ist leer, die Gedanken driften ab. Ich möchte Dir etwas Liebes sagen und kriege nichts mehr raus. Ich gehe jetzt schlafen, leg Dich doch einen Moment neben mich. Ich möchte wissen, ob ich es aushalte.

Morgen ist ein neuer Tag. Ich schicke Dir ein paar von meinen Schmetterlingen rüber. Die sind wunderschön, tanzen Dir vor den Augen und kitzeln auf der Haut. Dafür gibst Du mir was von Deinen ausgeglichenen Träumen ab, ja? Ich freue mich auf Dich und habe Sehnsucht. Ich bin bei Dir

Deine Hella

Date: 24 Feb 1999 09:01
From: helenaonline99@yahoo.de
To: nikostravel@hotmail.com
Subject: Schon wieder Absturz

Halt mich fest, mein Liebling, ich bin völlig neben mir. Ich muß gleich weg, aber Du sollst nicht ohne meine Gedanken sein. Du wirst sie schon richtig einordnen. Die letzte Nacht habe ich mit Deinem Bild verbracht. Es war gut und richtig, daß Du es mir geschickt hast, bitte versteh, was ich jetzt sage. Bisher hatte ich ein liebevolles, sanftes, lächelndes, phantasievolles, weises, zärtliches Gegenüber, ein ETWAS, das mir lieb und wichtig geworden ist. Jetzt ist es ein Mann mit einer sehr starken Ausstrahlung, aus Fleisch und Blut. Gefährlich, verunsichernd, anziehend und mehr.

Seit Wochen versuche ich mir einzureden, daß das ja nicht so schlimm ist. In Deinem Fall ja sowieso nicht, Du bist ja ganz anders. Seit Jahren versuche ich mir einzureden, daß ein Mann nun wirklich keinen Platz in meinem Leben hat, Probleme möchte ich nicht, habe ich schon genug. Versteh mich richtig, das hat nichts mit Dir zu tun. Ich wollte keinen Mann mehr an meine Haut lassen, und jetzt hat jeder Zentimeter an mir Sehnsucht nach Deiner Berührung. Bisher habe ich mich nach außen eher unauffällig, fast abweisend verhalten, jetzt strahle ich, auch für andere sichtbar, geradezu aggressive Unternehmungslust aus. Ich geh durch die Straßen und interessiere mich für hübsche Wäsche in den Schaufenstern. Wollte ich doch nie mehr ...

Ach, halte mich fest, ich bin auf der Flucht. Und ich will nicht verlorengehen. Ich will bei Dir bleiben, mich in Deinen Armen gut fühlen. Ich will, ich will, ich will ...

Deine Hella

Ich habe dich beobachtet, wie du vor dem Schlafzimmerspiegel deine neuen Dessous anprobiertest. Vorsichtig streiftest du schwarze Strümpfe über deine immer noch schlanken Beine und knüpftest sie an spitzengesäumte Strapse, die deine knochigen Hüften unter dem zerschnittenen Bauch umspannten. Dann zogst du ein rotschwarzes Spitzenhemd über den hauchdünnen BH und prüftest mit kreisenden Hüftbewegungen, ob das Pflaster über dem künstlichen Darmausgang noch sichtbar war. Du warst so in dich versunken, daß du mich gar nicht bemerkt hast. Minutenlang stand ich in der Tür und sah dir zu wie bei einem Ritual. Dein Aufzug befremdete und rührte mich. Ich hatte noch nie so etwas an dir gesehen. So etwas gehörte an einen jungen, sonnengebräunten Körper und nicht an einen, der von Krankheit gezeichnet war, mit schlaffer Haut. Du hattest dir schon lange keine Gedanken mehr um Reizwäsche gemacht. Wozu auch. Deine Unterwäsche hatte sich von meinen weißen Baumwollhöschen und Hemden kaum unterschieden.

Ich hatte plötzlich das Gefühl, daß ich dich vor etwas Schmerzhaftem bewahren müßte.

»Hör auf damit«, sagte ich brüsk, »du machst dich lächerlich.« Erschrocken hast du mich im Spiegel angeblickt und bist rot geworden. »Wofür machst du das? Glaubst du, ihr habt das nötig?« Ich war selbst erschrocken über meine Worte und hätte sie am liebsten wieder zurückgenommen. Doch dafür war es zu spät. Ich sah, wie du erstarrtest und deine Mundwinkel zuckten. »Geh bitte, Zoë, und sprich so nie wieder zu mir«, sagtest du leise. Am liebsten hätte ich dich umarmt, dir gesagt, wie schön du für mich nach wie vor warst und daß ich dich glücklich sehen wollte. Eine Weile schwiegen wir. Fünf Schritte trennten uns wie ein Abgrund. »Komm her«, sagtest du endlich. Ich sah mich im Spiegel auf dich zugehen und deinen halbnackten Körper umarmen. Er fühlte sich fremd und vertraut an.

Ich wünschte, ich hätte an diesem Abend schon begriffen, welch unglaubliche Kraft du hattest, deinen kranken Körper täglich neu zu erfinden, ihn trotz all der Narben wieder zu öffnen und verletzbar für die Liebe zu machen. Heute weiß ich, was das bedeutet, heute kann ich dich nicht noch einmal umarmen. Geblieben sind mir eure Briefe, die ich nun lese, zwei Strömen gleich, deren Sog keinen Halt mehr erlaubte vor der Mündung in den Ozean, der euch zusammenführte.

Date: 24 Feb 1999 13:50
From: nikostravel@hotmail.com
To: helenaonline99@yahoo.de
Subject: Intermezzo

Diese Mail ist nur ein Zwischenbescheid, damit Du weißt, daß ich an Dich denke und mich sehr über Deine Worte gefreut habe. Bin nämlich gerade erst ins Büro gekommen (13:48 Uhr), da ich den ganzen Morgen außerhalb zu tun hatte. Und jetzt staut sich hier alles. Sobald ich kann, werde ich Dir antworten. Hab etwas Geduld, mein Engel.

Bis später,
Nik

Date: 24 Feb 1999 15:01
From: helenaonline99@yahoo.de
To: nikostravel@hotmail.com
Subject: Ist das wahr?

Du hast Dich gefreut über meine Mail, mein Lieber? Meinen wir dieselbe Mail? Ich dachte eher, Du würdest mir in die Füße schießen. Das sagt man hier so, um die Flucht zu beschleunigen. Da kann ich nur sagen: »Herzlichen Glückwunsch«. Ich habe den ganzen Vormittag mit Dir geredet, hast Du's gehört? Wollte alles Gesagte nicht gesagt haben, wollte meine Probleme mit mir klären, wollte Dich nicht verärgern, wollte viel. Hier liegen die Schwächen des Mediums, schwarz auf weiß festgeschrieben, völlig unflexibel, unspontan (wenn es das überhaupt gibt). Na gut, vielleicht ist das gerade die Stärke von E-Mails, sonst fand ich es ja auch gut. Ich danke Dir jedenfalls sehr für den kurzen Zwischenbericht, auch auf die Gefahr hin, daß wir da was verwechseln.

Inzwischen bin ich aber übern Berg, leider sehr in Eile. Auch wenn ich die Nacht zum Tag mache, reichen die Stunden nicht aus, das zu tun, was ich vorhabe. Ist ganz schön verzwickt. Deine Vermutung, mein Verhalten würde von der Familie womöglich argwöhnisch betrachtet, ist richtig, allerdings nur von Zoë und sonst niemand. Sarah ist ja wieder weg, und sonst ist es keiner wert, von mir etwas zu erfahren. Du kennst sicher das Sprichwort »Perlen vor die … werfen«? Soll ich mir etwa erhobene Zeigefinger einhandeln oder verständnisloses Kopfschütteln? Keine Lust. Manchmal hätte ich schon ein Mitteilungsbedürfnis, weil das Herz so voll ist. Aber dann schreibe ich an Dich, und Du wirst sehen, wie Du damit klarkommst. Du bist ganz schön belastbar! Zoë allerdings meckert gewaltig, weil sie nicht mehr an »ihren« Computer kann, weil ich sie, kaum zur Tür reingekommen, schon wegscheuche (und mich auch durchsetze!) und in die Tasten hacke. Wenn sie sich irgendwann bei Dir beschwert, wundere Dich nicht, ich erfahre das gar nicht.

Weißt Du, was mir auffällt? Ich mache so viele Fehler beim Schreiben, dabei war ich bis vor kurzem eine erstklassige Sekretärin, die einfach keinen Fehler machte! Kann es sein, daß meine Finger nicht mehr so gehorsam sind? Irgendwie befreit mich das auch.

Ich habe gerade wieder Vertragsverhandlungen geführt wegen meines neuen Jobs, der am 16. März beginnen soll. Eigentlich freue ich mich ja darauf, aber zur Zeit sehe ich nur, daß ich viel Zeit in einem Büro verbringen werde, wo ich doch lieber zu Hause sein möchte (und Dir schreiben). Ich weiß, ich war bisher verwöhnt, und werde lernen, die Dinge laufen zu lassen und das Beste daraus zu machen.

Heute abend bin ich mit Maria zum Lernen verabredet. Letzten Samstag hat sie mir auf dem Fest ihren neuen Freund vorgestellt, einen fröhlichen, unkomplizierten »Knaben«. Ich sollte ihn schätzen und sagte 25. Doch es stellte sich heraus, daß er schon 39 war. O Gott, ich dachte gleich daran, wie es wäre, wenn es Dir mit mir so ergeht. Da ist mir ganz anders geworden. Du ahnst, warum?!

Als ich eben nach Hause fuhr, war die ganze Stadt voller Polizei: Die Kurden fahren ihre von Israelis getöteten Landsleute im Trauermarsch durch die Stadt. Ich habe sehr viel Mitgefühl, ohne die politischen Hintergründe ganz zu durchschauen. Es ist einfach der Gedanke, daß keiner wegen seiner Herkunft oder Rasse verfolgt oder sogar getötet werden darf. Der Trauerzug ist bisher sehr geordnet abgelaufen, aber alles ist aufs äußerste gespannt, ständig bereit zu explodieren. Nur, die Gefahr geht eher von der Polizei aus, und das macht mich so wütend. Dabei fällt mir ein: Hab Dank für Deinen kretischen Geschichtsunterricht. Ich hoffe, Du kannst mir noch ganz viel mehr erzählen, wenn wir uns sehen.

Ich freue mich auf Deinen Brief heute abend. Fühl Dich aber nicht gedrängt. Du mußt schließlich noch ein paar andere Dinge in Deinem Kopf unterbringen. Fühlst Du, wie ich Dir bei der Arbeit zusehe, Dich nicht nervös mache, nicht nörgele, Dich anlächle und Deinem Blick nicht auszuweichen versuche? Uff, ganz schön schwer. Wo sitzt eigentlich die Seele im Menschen? Ich streichle sie jetzt ein wenig, ja? Bleib so sitzen! Bis heute abend ...

Deine H.

Date: 24 Feb 1999 19:56
From: nikostravel@hotmail.com
To: helenaonline99@yahoo.de
Subject: Ja, es ist wahr!

Gerade eben habe ich in meine Mailbox geschaut, und siehe da, noch eine Mail. Ich frage mich, warum Du glaubst, daß ich Deine Worte falsch verstehen könnte. Ist mir da etwas entgangen? Jetzt lese ich mir die letzten drei Mails der Reihe nach durch und beantworte sie Dir.

Ein Glück, daß Du, nachdem Du mein Foto bekommen hast, nicht geschrieben hast: »Du siehst ja furchtbar aus!« oder so ähnlich, sondern daß Du mich offenbar anziehend findest und mehr (??). Ich kann Deine Empfindungen verstehen. Wir beide haben ein Bild von einander vor Augen, das nun auf dem Prüfstein steht. Mir wird es ähnlich ergehen wie Dir, sobald Du »real« wirst. Ich glaube, daß Du vor Dir selbst erschrocken bist, weil Du mir vertraust und Dich wieder einem Menschen geöffnet hast. Du sehnst Dich danach, geliebt zu werden, hast aber auch Ängste, die man eben hat nach all den Jahren. Du willst, und Du willst nicht. Aber egal, wie lange Du Dich davor verschlossen hast, diese Gefühle sind da, und Du hast sie lange, vielleicht zu lange unterdrückt. Nach dem, was ich bisher über Deine Vergangenheit weiß, kann ich das verstehen. Aber eines verspreche ich Dir, ich bin nicht gefährlich und genauso verunsichert wie Du.

Adrenalin-Stoß und Herzklopfen hast Du überlebt, siehst Du. Nur Dein PC hat schlappgemacht. Ich muß mir das Teil doch mal anschauen. Seltsam, immer muß ich »Deine« Abstürze verhindern. Wahrscheinlich liegt es an meiner Ausgeglichenheit, daß ich das auch meistens schaffe. Ja, ich bin belastbar. In meinem Leben ist schon viel Schlimmeres passiert, und jetzt erschüttert mich so leicht nichts mehr. Keine Angst, es wird schon werden. Wenn wir uns treffen, bringe ich genügend Ausgeglichenheit mit für uns beide.

Danke für Deine Schmetterlinge, die ich auf der Haut spüre, aber auch im Bauch, sobald ich an Dich denke. Ich würde mich auch gern heute nacht neben Dich legen und Dich festhalten, bis Du sanft ins Reich der Träume wechselst.

Jetzt bin ich bei Deiner dritten Mail. Warum ich Dir nicht in die Füße schieße? Siehe oben.

Mit dem Beginn Deines neuen Jobs wird sich noch mehr in Deinem Leben ändern … Ich liebe Veränderungen, und eine neue Aufgabe ist mir immer willkommen. Das liegt in der Natur des Schützen.

Wie war das Lernen mit Maria heute abend? Ich kann mir Deinen Schreck vorstellen mit ihrem 39jährigen Freund. Wie sehr man sich doch vom Äußeren täuschen lassen kann.

Das mit den Kurden ist leider eine Tragödie. Wir Griechen unterstützen die Kurden aus vielen Gründen; Menschlichkeit, Mitgefühl mit unterdrückten Ländern, weil wir Griechen selbst 400 Jahre unter der türkischen Herrschaft zu leiden hatten. Der türkische Staatsapparat ist selbst der größte Terrorist im Land. Wir haben hier Bilder gesehen von gefolterten Kurden, daß sich einem der Magen umdreht. Ich sage nicht, daß ich den einfachen Türken, der nichts mit der Politik und der Armee zu tun hat, hasse. Im Gegenteil, die einfachen Leute dort tun mir leid. Außerdem werden sie so sehr von der Regierungspropaganda eingelullt, daß sie es nicht besser wissen.

Wir Griechen werden als der große Feind präsentiert, dabei wollen wir nur in Frieden leben. Aber die ganze Geschichte hat nur mit Politik zu tun. Warum eilen wohl die Amerikaner in den Kosovo? Um den 600000 Albanern dort zu helfen? Und helfen nicht den 30 Millionen Kurden? Weil es für die USA vorteilhafter ist, sich gutzustellen mit den Türken aus vielerlei Gründen und Motiven. Lassen wir das.

Die Seele des Menschen sitzt in jeder einzelnen Zelle, und ihr Spiegel sind die Augen. Ist es so schwer, mir in die Augen zu sehen? Also gut, wenn ich bei Dir bin, werde ich meine Augen immer geschlossen halten. Du mußt mich aber führen, ja?

Es war ein langer, anstrengender Tag heute, und ich gehe jetzt nach Hause und nehme Dich in meinem Herzen mit. Ich werde Dich heute nacht sacht in meine Arme schmiegen, festhalten und überall streicheln – und an Deinen Ohrläppchen knabbern.

Fühlst Du es? Kali nichta agapi mou (Gute Nacht, meine Liebe)

Nikos

PS: Zoë hat mir nichts mehr geschrieben (bisher). Sag ihr, daß es mir leid tut, die Ursache für die Okkupation ihres Computers zu sein.

Date: 24 Feb 1999 21:33
From: helenaonline99@yahoo.de
To: nikostravel@hotmail.com
Subject: Lipon (Also, …)

Ich stehe wieder gerade und kann lachen, Du Zauberer hast es erneut geschafft. Es tut so gut. Ich muß nur aufpassen, daß ich Dir nicht immer nur Schrott vor die Füße werfe, damit Du ihn wieder geradebiegst. Womöglich wird es Dich ermüden.

Ich habe meine letzten Briefe auch noch einmal gelesen. Es stand tatsächlich weniger Schreckliches darin, als ich im Kopf hatte. Ist ja gut so, den Rest konnte ich inzwischen runterschlucken. Nur, wenn es Dir bei unserer Begegnung ähnlich geht wie mir beim Ansehen Deines Bildes, dann müssen wir Michelangelos Gottvater zu Hilfe rufen, sonst rennt uns die Zeit davon. Und nein, es war nicht das Bild als Bild, es war der Mann! Egal, ich kann es mir schon immer häufiger ansehen, ohne rot zu werden! Der Spiegel der Seele liegt in den Augen? Dann schau mir in die Augen, Großer. Trau Dich! Ich freue mich übrigens sehr auf (oder über) Deine Größe, sie gibt mir ein wunderbares Gefühl. Groß, stark, sanft und zärtlich, gibt es noch mehr? Ich meine, etwas Schöneres?

Wo sind eigentlich Deine dunklen Seiten? Ich kenne keine. Du? Am Ende hast Du keine, dann steh ich dumm da. Ich fühle mich zur Zeit ziemlich verrückt, und das tut mir auch noch gut. Es war vielleicht ein schmerzhafter Prozeß, aber das Ergebnis macht mir sogar im Spiegel Freude. Schmerzhaft deshalb, weil auch Schmetterlinge Schmerzen verursachen können. Du hast sie im Bauch? Dann bewahre sie gut, laß sie nicht wegfliegen. An dieser Stelle möchte ich die größte Veränderung in meinem Leben festmachen. Du wirst es schon verstehen.

Kannst Du Dir vorstellen, mir etwas von Deinen schrecklichen Erlebnissen, von den erwähnten Höhen und Tiefen zu erzählen? Ich bin nicht nur neugierig, ich möchte mehr von Dir kennenlernen und denke, daß alles dazugehört. Dein Bild zerstört es nicht mehr, es gibt ihm mehr Tiefe, mehr Substanz.

Was magst Du beispielsweise nicht anfassen, Samt, Seide, Satin? Oder was hast Du gern zwischen den Fingern? Was riechst Du gern, kannst Du das beschreiben? Welche Farben magst Du? Was liest Du im Moment? Ich lese gerade einen Afrika-Roman, »Das Haus im Marulabaum«. Sehr schön, sehr tiefsinnig, etwas französisch. Vorher las ich »Der Makedonier« über das Leben Alexanders des Großen. Es gibt keine Zufälle! Weißt Du noch, anfangs habe ich meine Briefe mit Maria-Helena unterschrieben, erinnerst Du Dich? Ich weiß nicht warum, es muß was mit Selbstbestrafung zu tun haben. Ich wurde so genannt in einer Zeit, an die ich gar nicht mehr denken möchte.

Du findest immer so schöne Worte, ich liebe sie. Und hadere wieder mit meiner Sprache, die so korrekt, hart und klar ist und keine Liebkosung zuläßt. Du mußt Dir immer meine Augen dazu vorstellen, immer eine kleine Berührung. Ach ja, ich finde auch den Mund, d. h. die Lippen ganz wichtig. Auch im Lächeln zeigt sich die Seele, wird die Liebe sichtbar. Und wenn ich an Deinem Ohrläppchen bin, habe ich Dir längst viele Küsse auf den Hals gestreichelt. Hm, warum wird mir denn jetzt so komisch? Aufhören!

Ich habe mir gerade eine Farbpatrone eingesetzt und werde jetzt Dein Bild ausdrucken. Bei Yahoo steht es ja noch online. Nur herunterladen und speichern ging nicht. Und wenn es jetzt wieder einen Absturz gibt, ist es nicht meiner!! Zwar klappern mir die Zähne, das muß andere Gründe haben. Ich werde müde, und es ist kalt hier.

Ach ja, der Abend bei Maria war schön. Wir haben Fotos von Kreta angesehen, auch die Landkarte. Sie und ihre

Restverwandtschaft sind aus dem Süden, aber Chania kennt sie auch gut. Wir konnten nur die Vokabeln abfragen, zu mehr war ich nicht in der Lage. Warum bin ich ständig so abgelenkt? Hä? Sei nicht so frech! Heute nacht möchte ich bitte schlafen, ja? Also, mach ganz fest die Augen zu, aber bleib hier, es ist so schön mit Dir, mein Liebling …

Deine Hella

Date: 25 Feb 1999 11:06
From: nikostravel@hotmail.com
To: helenaonline99@yahoo.de
Subject: Offizieller Zwischenbescheid

Kali sou mera koukla mou (Dir einen schönen Tag, meine Kleine),

heute ist wieder viel Action hier. Deinen Brief habe ich schnell überflogen und dabei gelächelt. Oh ja, ich kann Dich gut verstehen. Sei mir nicht böse, wenn es heute wieder länger dauert mit der Antwort, aber ich habe noch soviel zu tun, daß mir der Kopf raucht. Nächsten Donnerstag muß ich ja schon los. Mach Dir einen schönen Tag und trink einen Kaffee für mich. Ich umarme Dich.

Bis später, agapi mou
Nik

Date: 25 Feb 1999 12:02
From: helenaonline99@yahoo.de
To: nikostravel@hotmail.com
Subject: Ich danke Dir

Ich danke Dir für den schönen Tag, den Kaffee trinke ich gerade, und ich denke an Dich. Was hast Du heute nacht so gegen 2:30 gemacht? Also, ich war wach und bin hier herumgeirrt. Ist denn schon wieder Vollmond? Nein, dann wären wir uns ja begegnet. Es ist mir immer noch unheimlich, aber Du gehst mir überhaupt nicht mehr aus dem Kopf. Weißt Du, daß ich inzwischen mit einem heimlichen Lächeln sehr gern Geld ausgebe? Hört sich komisch an? Nein, immer wenn ich mein Portemonnaie aufklappe, lächelt mich (sehr verhalten) ein Mann an. Manchmal vergesse ich dann zu bezahlen.

Lieb, Dein »offizieller Zwischenbericht«, aber muß nicht sein, das weißt Du, ja? Ich kann mir gut vorstellen, wie es bei Dir zugeht. Sicher mußt Du auch mit Deinem ganzen Verstand bei der Arbeit sein. Mir reicht es schon, wenn ich Dich hinterher um den Verstand bringe. Das schaffe ich gar nicht, ist mir schon aufgefallen, aber die Redewendung gefällt mir. Was heißt schon Verstand?

Oh, der Kaffee ist leer, das Herz klopft, die Finger zittern. Was soll ich denn jetzt machen? Das Mittagessen kochen, Blusen bügeln oder weiter auf »Kreta am Morgen« starren? Ich setze mich jetzt unter den Sonnenschirm und warte, irgendwann wirst Du schon kommen. Bis dann, so gegen acht komme ich vom Griechischkurs.

Sehen wir uns dann, geliebter Orpheus? Singst du mir dann ein Schlaflied? Ich umarme Dich ganz sanft (damit Du weiterarbeiten kannst)

Deine Eurydike

Date: 25 Feb 1999 20:34
From: nikostravel@hotmail.com
To: helenaonline99@yahoo.de
Subject: Endlich Ruhe!!

Heute kam ich gar nicht mehr zur Ruhe. Die letzten drei Stunden habe ich mit Michalis hier verbracht, um noch Zimmer zu finden in Berlin, weil jetzt der Bischof auch kommt. Außerdem haben wir noch ein Programm zusammengestellt.

Dir geht es wieder gut, meine liebe Eurydike, und Du lachst? Das entschädigt mich wieder. Unsere Begegnung werden wir schon überleben, keine Angst. Ich bin guten Mutes.

Groß, stark, sanft und zärtlich, ob es noch etwas Schöneres gibt? Das mußt Du mir sagen, wenn ich bei Dir bin. Meine dunklen Seiten? Wer weiß? Ich vermute, daß es nicht viele gibt. Und von meinen Höhen und Tiefen erzähle ich Dir lieber in Berlin, nicht hier.

Was ich gerne an Stoffen anfasse? Nun, ich glaube nicht, daß es einen Stoff gibt, den ich gar nicht mag. Was ich gern rieche? Schwer zu sagen. Ich liebe z. B. an einer Frau dezente Gerüche, keine schweren Parfüms, wie Patschouli (schreibt sich das so?). Ich rieche gern Kuchen. Ich mag die Farbe blau in allen Tönen und hellbraun. Ich mag Science-fiction, Fantasy und lese gerade den Thriller »Das Nazareth-Gen« von Michael Cordy.

Deine Sprache ist gar nicht so hart, wie Du glaubst. Mir sind die Augen zuerst mal das allerwichtigste. Wenn mir die Augen nicht gefallen bzw. der Ausdruck in ihnen, dann ist es schwer für mich, die Person zu mögen, zumal die Augen nicht lügen können. Bisher war das immer richtig. Danke auch für die Küsse auf meinem Hals, uuuuhhhh. Mir wird ganz warm.

Heute nacht habe ich schlecht geschlafen. Andauernd wachte ich auf. Und daran bist Du schuld. Ich bin allerdings unschuldig, wenn Du zuviel Geld ausgibst. Um den Verstand darfst Du mich übrigens gerne bringen, zumal bisher ich Dich darum gebracht habe … Ach Hella, Du fehlst mir. Ich wäre so gern bei Dir jetzt. Du könntest mir meinen verspannten Nacken massieren, und ich würde Dich mit vielen Küssen belohnen. Dann würden wir beide uns ins Bett legen und Arm in Arm in die Nacht entschweben. Obwohl ich sooooo müde bin, fühle ich mich wohl. Der Gedanke an Dich verleiht mir immer noch die nötige Kraft, um länger durchzuhalten. Aber jetzt mußt Du mir verzeihen. Ich lege mich schon mal ins Bett und warte auf Dich. Kalinichta und ein schönes Erwachen wünsche ich Dir. Se filo sto stoma (Ich küsse Dich auf den Mund und singe Dir in Gedanken ein Lied)

Nikos

Date: 25 Feb 1999 21:54
From: helenaonline99@yahoo.de
To: nikostravel@hotmail.com
Subject: Poly gelio (Sehr lustig)!

Du hast mich um den Verstand gebracht???? Erlaube mal. Ich hatte nie einen! Hallo, Du mein wilde Herzenstiere besänftigender Orpheus, eisai kala (Geht's Dir gut)?

Was haben wir heute gelacht im Kurs, ich war albern wie nie. Die Kursleiterin hat sich sehr gewundert, so kennt sie mich gar nicht. Aber ich war auch sehr aufmerksam, total motiviert. Nur eines ist auffällig, ich kann nicht mehr richtig schreiben. Das ist natürlich fatal und liegt an unserer Korrespondenz. Na ja, man muß Prioritäten setzen, das kleinere Übel wählen, also weitermachen. Ach, ich kann immer noch nicht ernst sein.

Dein Bischof kommt nach Berlin? Soll ich mal nach Zimmern sehen? Ich weiß wahrscheinlich ein paar nette Adressen, die ich Dir dann mailen könnte. Vielleicht ist es aber dafür schon zu spät. Mußt Du Dich ihm widmen? Ich denke schon, daß das von Dir erwartet wird. Oder Dein Freund Michalis? Was sein muß, muß sein. Vielleicht schade, oder nicht, oder mal sehen ... Die Messe ist nicht zufällig auch für gemeines Publikum zugänglich? Ich würde mich ja gern einschleichen, aber das laß ich lieber, keine Sorge.

Nach genau einem Jahr und einem Tag bin ich heute gesund

geschrieben worden. Und in zwei Wochen darf ich den neuen Job anfangen. Gegen meine alte Firma, die mich ein halbes Jahr vor Ausbruch der Krankheit fristlos, ohne Angaben von Gründen entlassen hatte, habe ich übrigens den Prozeß gewonnen. Sie zahlen mir nun eine Abfindung, und ich gehe nicht weiter gegen die unrechtmäßige Kündigung an. Außerdem bekomme ich ein hervorragendes Zeugnis, ist ja auch was wert. Du kannst Dir nicht vorstellen, wie mich das damals mitgenommen hatte, wie verzweifelt ich war. Meine kluge Freundin Paula sagt, daß die Entlassung vielleicht die Ursache für den Ausbruch des Krebses gewesen ist. Wer weiß. Nun sind die Kämpfe aber vorbei. Und es beginnt auf der ganzen Linie eine neue Etappe. Ich finde, das klingt richtig gut. Wie Du schon sagst, neue Aufgaben sind immer reizvoll (mein Aszendent ist Schütze!!). Ich bin nur froh, daß mir nicht wieder ein Stier über den Weg läuft. Da hab ich nämlich reichlich Erfahrung (Mutter, Mann, Freundin, Chef), immer sehr problematisch.

Heute war der erste Frühlingstag. Vielleicht zu früh, um bis zur nächsten Woche zu halten. Morgens war es noch sehr kalt, aber die Sonne wärmte bereits, so daß ich mit offenem Auto fahren konnte. Hätte ich Zeit gehabt, wäre ein Café schön gewesen, aber davon gibt es bei uns nicht so viele in der Gegend. Oder ein Strandspaziergang, das wäre auch verlockend. Machst Du ab und zu so etwas? Oder ist das Wasser die alltägliche Kulisse und nicht mehr so reizvoll? Zu viele Fragen?

Bei »Patschouli« bin ich fast in Ohnmacht gefallen, habe dann aber gemerkt, daß Du es NICHT magst und ich zu schnell gelesen hatte. Na, ein Glück. Aber ich meinte mehr den Alltag, nicht die Haut. Ich rieche gern das Meer oder Bergkräuter, auch Feuer ist gut. Und die Farben des Wassers liebe ich, alle, von Bleigrau bis Türkisgrün. Wasser ist überhaupt das stärkste Element für mich. Im Meer liege ich gern regungslos, wie eine Frau im Glas, wie Blumen, Muscheln und Schmetterlinge, eingegossen, konserviert, verewigt. Ein wundervolles Gefühl. Sollte ich je sterben, möchte ich mich im Wasser beerdigen lassen.

Du hast mich wieder nicht schlafen lassen! Lächle nur, es wird Dir schon vergehen. Ist auch gut, daß Du Dich in Dein Bett legst, meines mißt genau 183 x 90 cm, paßt nicht, aber das Zimmer war nicht größer. Geschlafen habe ich bis vor einiger Zeit immer gut, aber ich finde es gar nicht schlimm, manchmal halbwach meinen Träumen nachzuhängen. Das ist dann fast real und doch wieder nicht. Nur, wenn ich dann morgens erst einschlafe und zu spät aufstehe, wird's hektisch und leider gar nicht mehr schön. Morgens würde ich lieber einen Kaffee ans Bett gebracht bekommen und noch ein wenig warten, bis mich die kalte Realität packt. Ich mag den Kaffee übrigens mit Milch und Zucker und aufgebrüht mit Kaffeegrund. Nur mal so.

Ich soll Dich massieren? Nackenmassage ist sehr schmerzhaft bei mir, wünsch es Dir lieber nicht. Hände sind so wichtig. Sie können streicheln, pflegen, schmeicheln, strafen und quälen, können zart oder grob sein, zarte mag ich.

Es war ein schöner Tag, aber ich werde jetzt auch müde. Rück mal ein Stück zur Seite, ist noch Platz bei Dir? Du wirst es gar nicht merken, so sanft lege ich mich dazu. Wenn ich mein Gesicht an Deinen Nacken lege, entspannt er sich von selbst. Schlaf schön, Geliebter,

Deine Hella

Date: 26 Feb 1999 10:00
From: helenaonline99@yahoo.de
To: nikostravel@hotmail.com
Subject: Hi!

Guten Morgen, mein Lieber, ich muß Dir was Lustiges erzählen. Bei uns vor der Tür ist ein kleiner Markt. Da gibt es einen schönen Kräuterstand, den ich gerade angesteuert habe:

»Ich hätte gern einen Bergkräutertee.«

Sagt der Verkäufer: »Ich hätte da einen schönen Griechen.«

»Gut, dann nehme ich eben den!«

Und den laß ich mir gerade schmecken ... Leider muß ich schon wieder weg, bis gleich also

Hella sou

Date: 26 Feb 1999 13:50
From: nikostravel@hotmail.com
To: helenaonline99@yahoo.de
Subject: Hi zurück

Und, hast Du »den Griechen« genossen?

Ich bin heute auch wieder sehr im Streß und kann Dir erst am Abend antworten. Bis dahin halte ich tapfer durch. Warum hat der Tag keine 48 Stunden???

Sehne mich nach Dir.
Bis später, Nik

Date: 26 Feb 1999 17:17
From: helenaonline99@yahoo.de
To: nikostravel@hotmail.com
Subject: Aber ja,

ich habe den Griechen genossen, halte durch, mein Liebling, muß ich ja auch. Der Tag ist ziemlich leer ohne Dich. Ich hab Sehnsucht nach ein paar lieben Worten ...

Und die kleinen Berührungen, die mir so wichtig sind, fehlen mir. Das Kind hält mich für total verrückt, und gleich kommt meine Mutter, um mir den Kopf zurechtzusetzen. Ich will hier raus!

Eigentlich wollte ich Dir ja was Nettes schreiben. Ist meine Sehnsucht vielleicht schön für Dich? Könnte ja sein, daß es Dir gefällt. Ich wünsche Dir, daß Dein Arbeitstag ganz schnell zu Ende geht. Oh, das ist schon wieder blanker Eigennutz. Ach, woran liegt es nur? Morgen ist Samstag und in einer Woche schon wieder? Samstag meine ich. Furchtbar! Kannst Du nicht ein wenig die Zeit anhalten? Mit Deinen Briefen kannst Du das sonst. Weißt Du, wie das ist, wenn die Zeit stillsteht, das Herz einen Moment aussetzt?

Ich freue mich auf Deinen Brief heute abend.

Hella

Date: 26 Feb 1999 18:16
From: nikostravel@hotmail.com
To: helenaonline99@yahoo.de
Subject: Kalispera

Wie? Du hattest nie Verstand? Brauchst Du eigentlich auch nicht. Es reicht doch, wenn Du Gefühl hast. Ja, Deinem Orpheus geht es gut. Heute morgen, als ich ins Büro fuhr und das Radio einschaltete, kam gerade das Lied »Lovely Day«. Langsam kommt doch der Frühling ins Land.

Hoteladressen mußt Du mir nicht schicken. Ich habe was gefunden am Alexanderplatz. Ein Hotel, das auch einen kostenlosen Shuttleservice zur ITB anbietet und nicht zu teuer ist. Der Bischof wird wohl kommen, aber mein armer Freund Michalis muß sich um ihn kümmern. Gut, ich werde hier und da dabei sein, aber nicht so, daß ich gebunden bin. Die Messe ist auch für allgemeines Publikum, und soviel ich weiß, kann man am 6., 7. und 10. März rein. Die anderen Tage sind nur für Fachbesucher. Allerdings frage ich mich, ob Du mich finden würdest, zumal ich in einigen Hallen unterwegs sein werde.

Du weißt gar nicht, wie sehr es mich freut, daß Du jetzt gesund bist. Ich nehme an, daß Du deswegen zu den Untersuchungen mußtest, oder? Ebenso, daß Du den Prozeß gewonnen hast. So was hatte ich im letzten Jahr noch bei meiner alten Firma. Nur haben die es mit psychologischem Druck versucht und mit Androhungen eines Anwalts. Aber nachdem sie gesehen hatten, daß ich mir nichts gefallen ließ, haben sie mir die gesetzlich vorgeschriebene Abfindung ausbezahlt. Anschließend habe ich mich selbständig gemacht.

Meine Sekretärin ist übrigens Stier, und Du hast recht, im zwischenmenschlichen Bereich sind die Stiere sehr schwierige Menschen. Da hilft nur Schütze. Ich hatte meine schlechten Erfahrungen meist mit Krebsen. Aber auch darüber ein anderes Mal.

Du wirst sehen, sobald ich in Berlin bin, wird es wärmer werden. Ich mag es nicht, so vermummt durch die Gegend zu laufen. Hol Dir keine Erkältung im offenen Auto. Ich habe das in Deutschland früher auch gemacht. Dicke Lederjacke, Schal, Heizung auf vollen Touren und Verdeck runter. Hier fahre ich aber lieber geschlossene Wagen, denn im Sommer knallt einem bei offenem Verdeck die Sonne auf den Kopf, nein, das muß nicht sein. Lieber zu und Klimaanlage.

Habt ihr keine Cafés im Freien mit Gasheizungen, die wie Laternen aussehen, so wie in Mailand oder London? Schade. Heute hatte ich keine Zeit, aber morgen mittag gehe ich ins Café direkt am Meer zu einem Cappuccino (mein Lieblingskaffee). Es ist immer schön, am Meer zu sein, glaub es mir, es nutzt sich selbst für uns Griechen nicht ab. Auch ich liebe seinen Geruch, seine Farben, vor allem, wenn es wild stürmt und hochschäumt. Und Fische liebe ich – hauptsächlich gegrillt ...

Hast Du schon mal Olivenbäume während der Erntezeit gerochen oder frisch gepflückte Zitronen? Ich bin ein hoffnungsloser Romantiker, mußt Du wissen. In ein offenes Kaminfeuer könnte ich stundenlang schauen.

Heute nacht hast Du mich auch nicht schlafen lassen, mein Herz raste. Wahrscheinlich, weil ich in Gedanken in Deinem engen Bett lag und Du mich zu sehr festgehalten hast??

Gleich kommt Michalis, und wir gehen noch etwas trinken. Danach erwarte ich Dich (mit Seidenwäsche!) bei mir im Bett (da ist mehr Platz), Deine zarten, sanften Hände, und Du darfst Dich auf meine freuen. Ich glaube nicht, daß sie grob sind. Flüster mir was Schönes ins Ohr, ja? Noch acht Tage ...
Onira glyka (Träume süß)

Dein Nikos

Date: 26 Feb 1999 18:20
From: nikostravel@hotmail.com
To: helenaonline99@yahoo.de
Subject: Knapp verpaßt

Habe gerade Deine Mail bekommen, und meine Antwort müßte schon bei Dir sein. Laß Dich von keinem verrückt machen, und Mütter sind halt, wie sie sind. Ich kann ein Lied davon singen.

Sei lieb gedrückt, und wir sehen uns heute nacht ...

Küßchen
Nikos

Date: 26 Feb 1999 0:15
From: helenaonline99@yahoo.de
To: nikostravel@hotmail.com
Subject: April, April!

Nein, mein Engel, ich werde nicht da sein heute nacht. Du wirst es gemerkt haben, wirst tief und fest und gesund geschlafen haben. Kein zerzaustes Monster liegt neben Dir. Und ich habe nichts mit Dir gemacht gestern abend, was Du nicht weißt!! Wäre mir zu langweilig ohne Deine Beteiligung.

Ich sehe Dich gerade frühstücken und muß lächeln. Ich kann Dir ja meine Müsli-Spezialmischung schicken für morgen früh. Müsli grüßt Müsli. Schmeckt mir morgens auch am besten. Manchmal esse ich es aber schon nachts auf, wenn ich hier rumlaufe.

Ich hatte heute gar keinen »lovely day« und bin ziemlich am Ende. Habe mit Zoë Stunden im Klinikum zugebracht und mich beim Arbeitsamt mit lauter Bürokraten herumgeschlagen und spüre obendrein eine Erkältung nahen. Darauf habe ich gerade gewartet. Ich niese so laut, daß Du es eigentlich hören müßtest. In diesem Zustand kann ich mich selbst nicht leiden. Und dann kam heute auch noch meine Mutter zum Canastaspielen, und wir haben uns ziemlich gestritten. Und weißt Du, weswegen? Deinetwegen!! Zoë oder weiß ich wer muß sich bei ihr beschwert haben über meine neuerlichen Exzesse, und nun macht sie sich große Sorgen um mich. Ich wäre verrückt, mich auf so was Junges einzulassen. O wie ich dieses Einmischen hasse, als ob ich nicht wüßte, was ich tue. Weiß ich das??? Ich verstehe ja, daß sie nur mein Bestes will, aber es geht mir höllisch auf die Nerven. Sie begreifen nicht, daß Du ein Geschenk bist für mich und keine Verjüngungskur! Na ja, wenn ich es mir recht überlege, das vielleicht auch.

Morgen, nach dem Eislaufen, werde ich erst einmal einkaufen gehen, was Schönes und was Ekelhaftes! Patschouli und Seide!, Krebszangen und Samtpfötchen. Klar? Keine Sorge, sobald ich mein Portemonnaie aufmache, lege ich die Hälfte der Sachen wieder zurück. Aber welche Hälfte?! Also Vorsicht! Dann ziehe ich die Krallen wieder ein.

Du bist so weit weg, Deine Wärme ist gar nicht mehr hier. Jetzt sind es nur noch sieben Tage? Ich weiß, Du mußt noch viel tun, bist ja auch in einer anderen Situation. Ich sitze hier und lasse mich bedienen. Ich meine, mit Ereignissen. Nicht, daß ich keine Sehnsucht nach Dir hätte, meine einzige Aufgabe ist aber, die Dinge auf mich zukommen zu lassen. War das jetzt korrekt, in Deinem Sinne, Du Meister der Gelassenheit?

Ich habe den Eindruck, als würdest Du schon seit Jahren an Deinem Platz sitzen und die Dinge regeln. Aber, wie soll ich's wirklich wissen? Du mußt sehr viel erzählen, dann behalte ich, wenn Du wieder fort bist, ein buntes Bild von Dir. Und was wird sein am Tag nach dem Tag? Ich glaube, daß Du auch darüber nachdenkst, selbst wenn Du es manchmal verdrängen willst. Ich kann meine Gedanken nicht einfach so abschneiden, ich brauche mehr Klarheit. Dennoch: dieser kopflose Zustand ist so aufregend und so unerträglich und so schön zugleich. Komm doch etwas näher, ich denke, es wird Dir auch guttun. Deine Nähe beruhigt mich, jedenfalls habe ich das sichere Gefühl, daß Du nicht nur aufregend bist (das war ein Kompliment!!).

Jetzt verlasse ich Dich für eine kurze Nacht, es ist ja schon zwölf. Ich würde gern in Deine Träume sehen, aber ich lasse Dich schlafen. Bis gleich im Traum oder bis morgen unter dem Sonnenschirm.

Deine Hella

Date: 27 Feb 1999 10:22
From: nikostravel@hotmail.com
To: helenaonline99@yahoo.de
Subject: Kalimera

Du hast recht. Ich habe gut und fest geschlafen heute nacht. Du hattest mich doch glatt versetzt. Heute nach dem Eislaufen gehst Du mal brav nach Hause und läßt Dein Geld in der Tasche, sonst lasse ich mir auch ein paar Gemeinheiten einfallen, klar? Gestern war nicht Dein Tag, merke ich schon. Ich werde für Dich jetzt draußen Sonne tanken und sie Dir schicken, damit sie Dich wärmt. Und eine Honigmilch und Vitamin C und viel Liebe. Ich hoffe, das hilft. Und bleib im Bett, damit Du in sieben Tagen wieder fit bist. Falls es nötig ist, werde ich Dir sogar gern den Kaffee ans Bett bringen.

Warum denkst Du schon wieder an den Tag danach? Ist das eine Eigenart der Fische? Ich denke nicht dran, ich weigere mich, daran zu denken. Ohne zu wissen, was passieren wird, kann man nicht an das Danach denken. Sei nicht so deutsch!!!!!!! Denk an Alexis Zorbas, der immer tanzte, wenn alles schiefging und sich seines Lebens freute. So mußt Du das sehen. Das Leben selbst ist leicht. Nur wir Menschen machen uns das Leben unnötig schwer. Mehr Optimismus, agapi mou!! Wir leben, und wir lieben, das genügt doch schon. Ich glaube auch an ein Leben nach dem Tod, und alles, was schief läuft in diesem Leben, kann man im nächsten besser machen oder es versuchen. Ich habe gelernt, daß viele Dinge, die man für wichtig gehalten hat, völlig unwichtig sind und sie einen nur davon abhalten, das Leben zu genießen. Die Deutschen beispielsweise sind viel zu materialistisch erzogen und glauben, daß man dieses und jenes braucht, sonst ist man nichts wert, und wofür???

Also Hella, Bauch rein, Brust raus, Kopf hoch, und fang an zu leben! Montag bist Du wieder 18, klar??!!

Pola Filakia
Nik

Date: 27 Feb 1999 10:23
From: helenaonline99@yahoo.de
To: nikostravel@hotmail.com
Subject: Schönes Wochenende!

Danke für Deinen wunderbaren Brief. Ich werde ja viel Zeit haben, ihn immer wieder zu lesen an diesem Wochenende. Er tut mir gut, wenn es mir heute überhaupt noch besser gehen kann. 15 Grad, strahlende Sonne, wunderbar glattes Eis (wie Seide), das perfekte Feeling. Oh, ich habe Flügel und werde etwas damit anfangen!! Vorsicht!

Frauen denken immer länger voraus. Sie sind bedürftiger, habe ich mir gerade von meinem Eistanzpartner sagen lassen. O.k., das sehe ich ein, aber nicht, daß das deutsch ist!! Ja, wir leben, wir lieben, was wollen wir mehr? Mehr will ich auch nicht, ach doch, Dich fühlen, aber das tu ich ja gerade. Umarmung bis Montag? Nicht zu fest ... schon o.k.

Hella sou

Date: 28 Feb 1999 20:32
From: helenaonline99@yahoo.de
To: nikostravel@hotmail.com
Subject: Guten Morgen, mein Traum

Ich schreibe wieder auf Diskette an meinem kleinen Computer in meinem kleinen Zimmer. Bis Sonntagabend kann ich so meine Gedanken fließen lassen und störe Zoë nicht dabei, sie wird nämlich immer ungeduldiger mit mir.

Samstag, 16:00 Uhr

Jetzt lese ich Deinen Brief noch einmal und genieße ihn. Ich danke Dir für die Honigmilch mit viel Vitamin *L*. Die Wirkung kam prompt, ich fühle mich soooo gut. Hier ist es so strahlend, daß mir einfach das Herz überläuft. Schöööön. 16 Grad, für ein Picknick würde es reichen. Ach, Sonne tanken ist wirklich gut für die Seele. Abends darf es dann ruhig etwas schattig werden, Dunkelheit bringt andere Wärme. Heute können wir uns wieder gemeinsam den Sternenhimmel ansehen, wenn Du nichts Besseres vorhast. Und es ist Vollmond!

Ich war doch shoppen! Jetzt laß Dir was Gemeines einfallen in Deiner grenzenlosen Phantasie. Es tat sehr gut, mit viel Zeit durch die Geschäfte zu bummeln, die schönsten Schätze herauszufischen, und dabei habe ich pausenlos an MICH gedacht! Danach nahm ich eine ganze CD lang ein Bad in Bergkräutertee (oder wie hat der Verkäufer den genannt?).

Darf ich Deiner Lebensphilosophie sanft widersprechen? Ja, das Leben selbst ist leicht. Wir machen es uns aber nicht unnötig schwer, wir machen es uns schön (unnötig?). Und dann wollen wir das Schöne festhalten. Das ist auch Lebensfreude. Im nächsten Leben machen wir alles noch besser, das ist klar. Das heißt aber doch nicht, daß es jetzt egal ist, was wir tun. Dinge, die wir jetzt für wichtig halten, sind jetzt wichtig. So lange, wie wir das wollen. Dann können sie unwichtig werden, aber auch das muß man wollen. Also, wir hieß jetzt nicht wir, sondern wir alle. Du verstehst das schon. Und mit »sei nicht so deutsch« hast Du mir ganz schön eins reingewürgt! Daran kaue ich jetzt das ganze Wochenende. Ich glaube, ich lese »Alexis Zorbas« noch einmal, um hinter das Geheimnis zu kommen. Dieses Tanzen aus dem Bauch raus kann ich aber nur aus Freude. Bisher.

Sonntag, 8:00, guten Morgen, mein Traum!

Leider ziehen schon wieder Entzugserscheinungen am Himmel auf. Du bist so weit weg, und mir fehlen Deine lieben Worte. Ich habe (Herz-)Muskelkater. Ich denke, daran bist Du selbst schuld, hättest Dich ja auch etwas zurückhalten können in den vergangenen Tagen. Aber bitte tu's nicht in Zukunft, lebe lieber mit der Schuld.

Zum Beispiel auch damit, daß ich in der vergangenen Woche

doch tatsächlich zwei Termine versäumt habe, ohne auch nur im entferntesten daran gedacht zu haben.

Immer noch Sonntag, abends

Eigentlich wollte ich Dich in den leeren Briefkasten gucken lassen, weil Du Dich mir am Wochenende verweigerst ... Das ist aber zu gemein. Am Montag bin ich wieder 18? Da hättest Du aber Deine Freude an mir! Also, rückblickend könnte ich wohl auf einige Dinge in meinem Leben verzichten, aber 18 möchte ich nie mehr sein. Das war unbeschreiblich chaotisch! Vor allem, weil ich den Fängen meiner biederen Mutter und Tanten entrinnen wollte. Ich hätte beinahe das Abitur geschmissen und wäre am liebsten nach Australien ausgewandert. Zum Glück fehlte mir das Geld dafür, sonst hätte ich Dich womöglich nie kennengelernt, sondern säße jetzt glücklich auf einer Farm und zählte Känguruhs ... Oh je, morgen ist schon der 1. März, der Countdown beginnt. Ich hab jetzt schon kalte Füße. Zum Glück bringt Dich ja nichts aus der Fassung.

Ich sage Dir jetzt gute Nacht, nehme Dich in den Arm und bin wieder ganz sanft.

Alles Liebe, mein Nikos,
Deine Hella

Date: 01 Mar 1999 09:47
From: nikostravel@hotmail.com
To: helenaonline99@yahoo.de
Subject: Lovely Day

Guten Morgen, meine kleine Philosophin,

ich verweigere mich nicht zum Wochenende, ich genieße lediglich die freie Zeit. Habe mir den Sternenhimmel angesehen und den Vollmond und an uns gedacht. Es stimmt, jeder versteht unter dem »schönen Leben« etwas anderes. In

Deutschland z. B. ist es wichtig, daß man eine schöne Wohnung hat, was bei uns gar nicht so wichtig ist, weil wir die meiste Zeit draußen verbringen, zumindest im Sommer. Bei den Deutschen hatte ich immer das Gefühl, nur das Perfekte sei schön. Bei uns ist die Perfektion und die Detailversessenheit nicht so wichtig. Auch ist der Deutsche ein Prinzipienreiter, was ein Grieche nie verstehen wird. Ich verurteile aber die Deutschen nicht, bei Euch wächst man so auf, ich habe es ja selbst gesehen. »Sei nicht so deutsch« war eigentlich nur ein liebevoller Vorwurf. Nimm das nicht so ernst. Warst Du mit 18 wirklich so schlimm? Well, welcome to the club.

Jetzt sind es nur noch fünf Tage bis zum Blind Date. O nein, ich werde mich nicht zurückhalten! Du hast mir noch gar nicht geantwortet, wie und wo Du mich treffen willst. Vergiß das nicht. Sonst komme ich an Deine Haustür, läute Sturm und werde Dir eine Herzmassage nach Dr. Nikos verabreichen, daß Dir Hören und Sehen vergeht.

Der Bischof kann jetzt übrigens doch nicht nach Berlin kommen, was auch besser ist. Da habe ich weniger Mühe mit der Betreuung und mehr Zeit für Dich.

So, jetzt muß ich noch in die Stadt, ein paar Dinge erledigen und komme nachher wieder. Heute ist es wieder sehr schön, und es soll so bleiben bis zum Freitag, aber da bin ich ja dann schon in Düsseldorf. Drück mir die Daumen, daß geschäftlich alles gut läuft.

Genieße den Tag, genieße das Leben.

Ein süßer Kuß,
Dein Nikos

Date: 01 Mar 1999 12:42
From: helenaonline99@yahoo.de
To: nikostravel@hotmail.com
Subject: Was ist »KA1/4AYchen«?

Hallo Du!

Es gibt viel zu beantworten, packen wir's an! Ich habe das Gefühl, ich brauche den ganzen Tag, nur um Deinen Brief zu beantworten. Ich will mal von hinten anfangen: Natürlich drücke ich Dir die Daumen für Deine geschäftlichen Unternehmungen. Dabei habe ich aber das Gefühl, daß Du das nicht nötig hast. Regelst Du nicht alles ganz locker im Handumdrehen? Das kommt hier so an.

Dein Schreibprogramm war diesmal gewöhnungsbedürftig. Was ist passiert? Alle Umlaute heißen AY oder A1/4Y. Ich versteh schon, was Du sagen willst, habe es umformatiert, aber ist ein KA1/4AYchen wirklich sA1/4s (Küßchen wirklich süß?)??? »Genieße den Tag, genieße das Leben« – schön, Dein Brief, das verspricht einen lovely day. Dabei ist es grau und regnerisch heute, aber das kann mir jetzt nichts mehr anhaben.

Sturmklingeln ist nicht, weil wir einen Gong haben. Dann frage ich über die Sprechanlage, wer da ist. Und jeder, der reingelassen werden will, muß sagen: »Ich bin's«. Du wirst also kommen und mir eine Herzmassage verpassen und Dich nicht zurückhalten? Bei dem Gedanken wird mir schon wieder ganz anders. Diese Achterbahngefühle lassen einfach nicht nach. Dabei hab ich schon eine Menge dagegen getan, findest Du nicht auch?

Hab ich nicht schon gesagt, daß ich wohl gegen 21 Uhr zum Hotel kommen will, auch wenn es mir schwerfällt? Nur, ich hätte gern, daß Du mich draußen erwartest. Bei dem Gedanken ist mir wohler, na, ich weiß auch nicht, warum.

Heute abend gehe ich wieder aufs Eis. Am Samstag (am kommenden!) ist bei uns das letzte Training, danach ist die Eiszeit vorbei! Wie passend!

Herr Dr. Nikos, bleib stark, und komm heute abend noch mal vorbei, ja? Deine Mittagsröte! (Es gibt nichts, was es nicht gibt.)

Date: 01 Mar 1999 15:51
From: nikostravel@hotmail.com
To: helenaonline99@yahoo.de
Subject: Ende gut, alles gut

Hallo Mittagsröte,

ich werde draußen vor dem Hotel gegen 21 Uhr auf Dich warten. Versprochen. Aber laß mich nicht zu lange in der Kälte stehen, ja? Sonst gehe ich wieder rein. Übrigens ist eine Hotellobby sehr unpersönlich. Normalerweise interessiert sich kein Mensch für Dich, nur wenn Du an die Rezeption gehst. Aber es macht mir nichts aus, draußen zu warten.

Nein, ich werde mich nicht zurückhalten, aber nur, weil Du es verlangt hast. Ich tue nur, was Du mir sagst. Spürst Du jetzt meine Küsse .... kriegst Du noch Luft ?

Viel Spaß auf dem Eis. Mach keine Dummheiten, damit ich Dich nicht im Krankenhaus besuchen muß, ja? Ich freue mich schon auf Samstag.

Bis bald, meine Nachmittagsröte.
Dein Nikos

Date: 01 Mar 1999 18:30
From: helenaonline99@yahoo.de
To: nikostravel@hotmail.com
Subject: Ich krieg keine Luft!

Laß mich sofort los! Aber nur, bis ich Luft geholt habe. Du bist unmöglich, aber das ist es ja gerade! Wenn's dem Esel zu wohl ist, geht er aufs Eis. Ich habe das dumpfe Gefühl, daß ich heute den Boden küssen werde. Wäre dann mein erster Sturz in dieser Saison! Oder ich mach's ganz sanft. Aber die Freude braucht ja irgendwo ein Ventil, oder?

Bis gleich, ich muß mir nur eben kalte Füße holen, d.h. mich abkühlen.

Ich denke an Dich im Walzertakt
Deine H.

Date: 01 Mar 1999 22:40
From: helenaonline99@yahoo.de
To: nikostravel@hotmail.com
Subject: Traumwalzer

Schlaf weiter, mein Engel, ich störe Dich nicht. Nur morgen früh möchte ich wieder Dein Lächeln sehen. Gibt es etwas Schöneres als Walzer im strömenden Regen? Mit nassen Füßen und Gesicht, die Haare wirr? Das mußte ich jetzt unbedingt haben. Vielleicht wollte ich ja eine Erkältung provozieren? Nein, aber ein wenig Quälerei halte ich gut aus. Jetzt fühle ich mich wieder gut, alles o. k. Wie im Leben: was wären die Höhen ohne die Tiefen?

Wann muß ich Dir denn »gute Reise« wünschen, d.h. bis wann bist Du im Büro zu erreichen? Mir graut vor den Tagen, an denen ich nichts höre von Dir. Da bist Du schon fast hier und doch so weit weg, wie schrecklich. Was mache ich da? Ich könnte natürlich schreiben und es nicht abschicken? Oder vielleicht später, ist aber alles unbefriedigend. Allein der Gedanke, nur zu warten und nichts zu tun, löst ein Kribbeln in mir aus.

Jetzt werde ich aber hundemüde und bekomme quadratische Augen, die gar nichts mehr erkennen. Gut, daß Du schon schläfst, kann ich mich wieder an Dich anlehnen und Dir Träume ins Ohr flüstern. Tun sie Dir gut?

xxxxxxxxxxxxxxxxx Hella

Date: 02 Mar 1999 12:47
From: helenaonline99@yahoo.de
To: nikostravel@hotmail.com
Subject: Herzklopfen

Hallo, mein Lieber, weißt Du, wie das Herz klopft, wenn die Maus auf »Abholen« klickt? Kannst Du nicht, weil der Knopf bei Dir wahrscheinlich anders heißt!

Ich habe gerade meine Redaktionskonferenz im Schnelldurchgang erledigt. War überhaupt nicht vorbereitet, und keiner hat's gemerkt. Das gefällt mir mal wieder. Ich bin irgendwie heiter heute morgen, dabei hatte ich eine unmögliche Nacht (ich habe die Bettdecke erschlagen). Und die Milch war alle, der Honig auch. Muß am Vollmond liegen, einen Grund muß ich ja finden.

Und wie hast Du geschlafen, wo ich doch so lieb zu Dir war? Ich hab in Deine Träume gelächelt, hast Dus gemerkt? Und jetzt schicke ich Dir einen Sonnenstrahl und wünsche fröhliches Arbeiten!!

Liebe Grüße
Hella

Date: 02 Mar 1999 14:00
From: nikostravel@hotmail.com
To: helenaonline99@yahoo.de
Subject: Streß!!!!!!?

Ich hab Dich ja losgelassen, hast Du sicherlich gemerkt. Ich bin nicht unmöglich, mich gibt es tatsächlich. Gestern abend war ich noch etwas länger unterwegs und bin dann todmüde ins Bett. Nichts mehr gewohnt. Heute hatte ich noch soviel Schreibkram und Besuch. So kurz vor der Reise häufen sich noch alle möglichen Dinge, die man erledigen sollte. Aber ich nehme mir jetzt einfach etwas Zeit für Dich.

Hast Du gestern den Boden geküßt?

Wenn ich Zeit habe, kann ich ja in Düsseldorf kurz ins Internetcafé und Dir eine Mail zukommen lassen. Allerdings ist mein Terminkalender vollgepackt. Keine Sorge, es sind nur zwei Tage, in denen Du nichts von mir hören wirst. Dann bin ich schon in Berlin und dann ... Trink vorher lieber einige Tassen Honigmilch. Entschuldige, daß ich heute nicht so viel schreibe.

Hier noch ein bißchen Trost xxxxxxxxxxxxxxxxxxxxxxxxx xxxxxxxxxxxxxxxxxxxxxxxxxxxxxxxxxxxxxxxxxxxxxxxxxx xxxxxx

Bis später, Nik

Date: 02 Mar 1999 15:08
From: helenaonline99@yahoo.de
To: nikostravel@hotmail.com
Subject: Gute Verarbeitung!

Schön, daß Du trotz aller Arbeit noch lebendig genug bist, eine meiner Lieblingsmails (mit diesen vielen, zarten, weichen, liebevollen xxx) auf den Weg zu schicken. Das ist es doch, was ich so mag, nicht der Streß, den es bereitet.

Ich bin auch schon wieder ganz friedlich, harre der Dinge und erwarte Gott Zeus mit Blitz und Donner (und Sonnenschein). Vorsichtshalber werde ich einen großen schwarzen Regenschirm dabei haben, den kann man dann auch zum Verstecken benutzen. Oooooh Graus!

Und Du mußt nicht unbedingt ein Internetcafé suchen, vielleicht hast Du viel lieber etwas Ruhe zwischen den Terminen. Wäre ja denkbar, daß Du Dich auf andere Dinge konzentrieren mußt?! Ich würde gern Mäuschen sein in diesen rein geschäftlichen Besprechungen, würde ich Dich doch von einer anderen Seite kennenlernen. Ja, neugierig bin ich schon.

Manchmal vergesse ich dabei tatsächlich, daß Du mich ja

noch gar nicht gesehen hast. Das erhöht meine Fluchtbereitschaft natürlich erheblich. Aber wie sagtest Du so schön? Da muß ich durch! Kopf hoch, Bauch rein (was glaubst Du, was ich die ganze Zeit trainiere?). Auf dem Eis gestern (im Regen) habe ich sinnigerweise an meinem »Shock-Toe« gefeilt. Das ist ein unvorhersehbarer, blitzschneller Wechsel in die Gegenrichtung. Braucht man im Leben manchmal.

Nein, ich will Dich nicht vollschwätzen, ich wollte Dir nur einen schönen Arbeitstag wünschen, Dir was Liebes sagen und an Dich denken. Bis heute abend

xxxxxxxxxxxxxxxxxxxxxxxxxxxxxxxxxxxxxxxxxxxxxx xxxxxxxxxxxxxxxxxxxxxx reicht noch nicht, aber ich komm ja wieder.

Hella

Date: 02 Mar 1999: 19:03
From: nikostravel@hotmail.com
To: helenaonline99@yahoo.de
Betreff: Mein Kopf raucht

schon vor lauter Faxen, Tabellen, Berichten, Zahlungsanweisungen etc ... Heute mittag haben wir uns doch glatt verpaßt. Gerade als ich meine Mail losschickte, kam gleich darauf Deine, d.h., wir saßen zur gleichen Zeit an unseren PCs. Ich konnte Dich richtig spüren *mmmmmmm*.

Bring Du ruhig Deinen großen Schirm mit. Ich könnte es sogar verstehen, wenn Du kalte Füße bekommst und nicht erscheinst, aber ich glaube nicht, daß Du das tun wirst. Warum hast Du den Shock-Toe geübt? Damit Du blitzschnell verschwinden kannst, wenn Dich der Mut verläßt? Ich könnte ja auch nicht da sein. Hast Du schon mal an diese Möglichkeit gedacht? Aber ich bin viel zu neugierig auf Dich. Hier was zur Beruhigung xxxxxxxxxxxxxxxxxxxxxxxxxxxxxxxxxxxxxx xxxxxxxxxxx

Deine Redaktionskonferenz amüsierte mich. Du bist also gut im Improvisieren, direkt griechisch. Wenn man unvorbereitet irgendwo hingeht, und keiner merkt es, ja, doch, das ist griechisch. Dafür kriegst Du jetzt noch mal 99 im Quadrat Küßchen.

Mir fallen langsam die Augen zu, und ich habe noch so viel zu tun *großer Seufzer*. Denk nicht soviel nach, träum was Schönes und bereite Dich auf unser Treffen vor.

Kalinichta trellokoritso (Gute Nacht, verrücktes Frauenzimmer)

Nik

Date: 02 Mar 1999 21:08
From: helenaonline99@yahoo.de
To: nikostravel@hotmail.com
Subject: Gala me meli, parakalo, kai ... (Milch mit Honig, bitte und ...)

Herr Ober, bringe Er mir Milch mit Honig und dazu den netten Herrn von gegenüber auf einem Silbertablett ... Oh, mir ist ganz schlecht vor lauter Aufregung. Und Du hast immer Verständnis! Das tut mir gar nicht gut. Du sollst blitzen und donnern, Flüche rüberwerfen und achtarmige Fänger vorausschicken. Trellokomio! (Irrenhaus) Hexenverbrennung auf der Spianada!

Laß uns ganz schnell die Zeit zurückdrehen, vielleicht finde ich irgendwo meinen Verstand wieder. Wo und wie ist mir der nur abhanden gekommen? Muß irgendwann zwischen dem 4. und dem 96. Brief passiert sein. Ach, wie soll ich denn solche schwierigen Fragen beantworten? Ja, ich bin ja schon still, drohe mit gar nix mehr, bin ein liebes Mädchen und verhalte mich bescheiden und anständig. Ich werde mich durch deutsche Pünktlichkeit auszeichnen (wenn's weiter nichts ist) und lächeln. War nett, Dich kennengelernt zu haben, das war's dann wohl. Das ist Folter!

Den Shock-Toe mußt Du Dir so vorstellen: Ich komme in einem ganz sanften Bogen auf Dich zu, strecke das Spielbein grazil (!) nach vorne, setze es aber verkehrtherum auf und ziehe mich damit blitzschnell wieder zurück. Die Vorstellung paßt gut in meine Gedanken. So, ich sag jetzt nichts mehr. Ich weiß gar nicht, wer meine Zigaretten alle raucht, der Aschenbecher ist schon voll! Ich werde jetzt mein Herzflimmern in Ouzo ertränken, ganz stilvoll, dann nehme ich meinen Schönheitsschlaf. Morgen sieht die Sache anders aus, ich werde arbeiten. Vielleicht ist es ja Deine viele Arbeit, die Dich so vernünftig macht, ist das eine gute Idee? Und solltest Du ein wenig Sehnsucht verspüren, laß es mich wissen. Was ich jetzt noch gern schreiben würde, schicke ich in Gedanken zu Dir.

Deine Hella

Date: 03 Mar 1999 11:09
From: nikostravel@hotmail.com
To: helenaonline99@yahoo.de
Subject: Gala me meli, kommt sofort, werte Dame

Soll ich etwa nicht kommen, wenn Dir so schlecht ist vor Aufregung?

Also, reiß Dich zusammen, sonst piekse ich Dich mit Poseidons Dreizack in den Hintern, bis ein Shock-Toe den anderen jagt!!!!!! Und wenn das nicht hilft, binde ich Dich auf den Scheiterhaufen in der Spianada und jage einen Blitz rein. Freund Charon darf Dich dann hinüberrudern, wo schon Hades auf Dich wartet.

So, geht es Dir jetzt besser? Gut!! Sobald Dein Herz im Ouzotakt schlägt, werde ich Dir dann auch ein paar xxxxxx xxxxxxx schicken.

Du hast schon recht. Ich habe zu wenig Zeit, um unvernünftig zu sein. Je mehr Zeit man hat, um so mehr verrückte Ideen gehen einem durch den Kopf. Es ist sicher gut, wenn Du Dich bis zum Wochenende in Arbeit vertiefst. Kann nicht schaden. Kleiner Trost. Sollten wir nichts mehr voneinander hören, dann sehen wir uns am Samstag um 21 Uhr vor dem »Astoria«. Ist das klar? *donnerblitzregensturmdreizackdonner*

Dein Nikos

Date: 03 Mar 1999 12:28
From: helenaonline99@yahoo.de
To: nikostravel@hotmail.com
Subject: kein Betreff

So sind die Frauen (ich jedenfalls). Morgens erschlagen sie Dich, damit abends die Wiederbelebungsversuche um so schöner sind. Das Sprichwort für heute:

»Niemand ist durch alle Schulen durch«, ein Glück!

H.

Date: 03 Mar 1999 14:39
From: helenaonline99@yahoo.de
To: nikostravel@hotmail.com
Subject: Oh, mein Gott!

Jetzt lacht sie wieder, Gott sei Dank. Jaaa, so habe ich mir Deine Antwort vorgestellt. Ich liebe Göttergehabe! Deinen Brief werde ich mir einrahmen, an die Wand hängen oder gleich neben die Dreizack-Wunden kleben …

Ja, Arbeit lenkt wirklich ab, deshalb hab ich's auch bleiben lassen. Hab lieber vier Stunden an Dich gedacht und nichts getan! Und das Ohrensausen ausgekostet, das nach dem

Abschicken Deiner Mail in der Luft lag. Die Luft vibrierte, und die Straßen flimmerten im gleißenden Licht. Und dann war da doch nur der Sch… – Regen, der sich wohl noch etwas halten wird. Tut mir leid, ich kann es nicht ändern. Ich jedenfalls wollte Dich nicht im Regen stehenlassen. Vielleicht ändert der Wettergott seine Meinung, wenn Du erst in unser schönes Land einschwebst. Mit Bestechung war das nicht zu machen.

Im Ernst, mein Probearbeitstag hat mir gutgetan, und wir haben nun den Vertrag unterschriftsreif gemacht. Im wesentlichen ging es ja um Geld, Urlaubsanspruch, Sonderkonditionen, Arbeitszeit etc. 35 Tage Urlaub sind sieben Wochen, das gefällt mir gut. In knapp 14 Tagen werde ich antreten und hoffentlich nicht in der Probezeit schon wieder entlassen werden. Nein, nein, ich bin ja ein ganz netter Mensch, das werden die anderen auch merken. Nur, diese Mitarbeiterinnen hatten noch nie jemanden, der ihnen auf die Finger sieht. In meinem Vertrag heißt das so schön »Qualitätsmanagement«, ist aber ein heißes Thema. Ich lasse das jetzt einfach mal ganz gelassen auf mich zukommen, ja? Du versuchst ja gerade, mir das beizubringen.

Ach, ich freue mich auf Samstag! Und nein, ich bin überhaupt nicht böse, wenn dieses Arbeitstier heute nicht mehr zum Schreiben kommt. Dann hatte er nämlich WIRKLICH keine Zeit, und das glaube ich ihm auch. Und ich nehme ihn dann nicht weniger (auf), nein, in den Arm. Sind doch nur noch ein paar Stunden …

Bis gleich,
Deine Hella

Ich sah, wie du stürztest. Mitten in einer Walzerdrehung mit deinem Eistanzpartner rutschten dir die Beine weg. Regungslos bliebst du liegen. Als ich bei dir war, lachtest du bitter: »Mein Gott, Zoë, ich kann mich nicht bewegen. Das gibt's doch nicht!«

Unter großen Schmerzen bist du aufgestanden, hast die Zähne zusammengebissen und darauf bestanden, nach Hause zu fahren. Zum Arzt zu gehen kam für dich nicht in Frage. Du hast die Krücken genommen und gesagt: »So geht das.« Dein verzweifeltes Lächeln sollte mich überzeugen, daß alles seine Ordnung hätte. Nichts war in Ordnung, wußte ich. Doch ich schwieg, denn ich hatte ein schlechtes Gewissen, da meine heimlichen Katastrophenwünsche, die Nikos' Besuch verhindern sollten, scheinbar in Erfüllung gegangen waren.

Zu Hause hast du Schmerzzäpfchen genommen und dir ein Bad eingelassen, Gurkenscheiben aufgelegt und dich erst einmal beruhigt. Es hat Stunden gedauert, bis du mit deinem Spiegelbild zufrieden warst. Du hattest alle Register aus deiner Zeit als Model gezogen, damit dir am Ende eine Mittvierzigerin entgegenlächelte.

Gestützt auf die Krücken, standst du am Abend in deinem beigefarbenen Leinenkostüm vor mir. Deine Augen strahlten. »Ich gehe jetzt«, sagtest du, und deine Stimme klang ein wenig unsicher. Aber vielleicht hatte ich mich auch getäuscht.

Du sahst schön und doch irgendwie seltsam verzweifelt aus. Nikos macht bestimmt wieder kehrt, wenn er dich in diesem Zustand erblickt, dachte ich. Ich schämte mich im selben Moment, als ich sah, wie deine Knie zitterten, wie zerbrechlich du eigentlich warst. Und plötzlich hatte ich Angst, daß du nicht stark genug sein könntest für das, worauf du dich einließt.

»Es kann spät werden«, hast du gesagt, »warte nicht auf uns.« – » Wieso ›uns‹?« fragte ich. »Er wird doch hier wohl nicht übernachten?« – »Wer weiß?« Nervös hast du in deiner Tasche nach dem Autoschlüssel gesucht. »Helena, willst du wirklich …?« Es war mein letzter Versuch, dich davon abzubringen. Aber du hast mir das Wort abgeschnitten. »Ich werde hingehen, und wenn ich auf allen vieren kriechen müßte!!«

Ich sah dich in Gedanken auf Nikos zuhumpeln – eine Frau von Mitte Fünfzig, hoffnungslos verliebt bei ihrem ersten Rendez-

vous. Das muß er sein, wirst du gedacht haben, als du ihn vor dem Hotel stehen sahst: Groß, den Kragen seines hellen Trenchcoats hochgeschlagen, die Hände in den Taschen. Seine Haare sind kürzer als auf dem Foto. Er blickt in eine andere Richtung, so daß du noch Zeit hast, um deinen fliegenden Atem zu beruhigen und mit den Krücken einen beschwingten Gang vorzutäuschen. Du bist keine Sekunde lang über seinen Anblick erschrocken, deine Angst, die noch im Auto deine Brust umklammert hat, läßt nach. Nur deine Beine zittern nach wie vor. Los, machst du dir Mut, reiß dich zusammen und geh auf ihn zu. Klack, klack … Das Geräusch der Krücken wird zum Glück vom Straßenlärm übertönt.

»Hella?« Er hat die Augen eines Delphins, denkst du, aber sein Gesicht, weich und hellhäutig, könnte von hier sein.

»Hallo, Nikos«, sagst du. Ein intensiver After-Shave-Geruch geht von ihm aus.

Ohne Scheu faßt er dich bei den Schultern und blickt fragend auf deine Krücken. »Was ist denn mit dir passiert?«

Du erzählst von deinem morgendlichen Sturz, ein wenig atemlos, um deine Unsicherheit zu kaschieren: »Ist es nicht verrückt? In einem deiner ersten Briefe schriebst du: ›Wenn es dem Esel zu wohl ist, geht er aufs Eis tanzen und bricht sich das Bein!‹ Und nun ist es passiert.«

Dir tut sein sanftes Schimpfen wohl, daß du ihm nicht Bescheid gegeben hast und dennoch gekommen bist. Ihr lacht über deinen Stolz.

In dem griechischen Restaurant, das du ausgesucht hast, ist es laut und voll. Während Nikos nach einem Platz für euch sucht, quälst du dich auf einen der Barhocker und zündest dir eine Zigarette an. Du beobachtest ihn, vergleichst das Bild in deinem Kopf mit dem Mann, der jetzt auf dich zukommt und sagst: »Laß uns woandershin gehen. Es hat keinen Zweck zu warten.« Als er sieht, daß du rauchst, nimmt er dir die Zigarette aus der Hand und gibt dir einen Kuß. »Wir hatten es doch so vereinbart, oder?«

Dir stockt der Atem bei der flüchtigen Berührung seiner Lippen. Du nickst errötend und langst umständlich nach deinen Krücken.

Um die Ecke findet ihr ein halbleeres italienisches Restaurant, das auch Nikos gefällt. Du bist froh, endlich einen Stuhl zu finden. Essen willst du nichts. Nicht nur vor Aufregung, du hast Angst, daß Nikos die Geräusche des künstlichen Darmausgangs, die unmittelbar nach jeder Nahrungsaufnahme einsetzen, abstoßen könnten. Verlegen seht ihr euch an. Dein Herz flattert wieder, und du suchst krampfhaft nach einem Bezug zu eurem vorigen Leben. Nikos bricht als erster das Schweigen, das peinlich zu werden beginnt.

»Wenn du jetzt am Computer wärst, würdest du schreiben: ›Kannst du mal bitte mein Herzklopfen zum Schweigen bringen?‹«

Das akzentfreie Deutsch mit leicht bayrischem Einschlag paßt zu seinem ungriechischen Gesicht, denkst du. Erleichtert nimmst du den vertrauten Faden auf: »Vielleicht hilft ja dagegen eine Honigmilch oder Herzmassage ...«

»Oder ein heißes Bad aus Sekt mit Eselsmilch und viel Schaum ...??«

»Oder eine Achterbahnfahrt mit Popcorn und Cola?«

»Koukla mou«, zärtlich blickt er dich an und legt deine rechte Hand sanft in die seine. Klein und schmal liegt sie darin. »Ich bin froh, daß du bei meinem Anblick nicht den ›Shock-Toe‹ gemacht hast.«

»Das wäre unfair gewesen, du bist ja auch ohne Kettenhemd und Sturzhelm gekommen.«

Ihr lacht, und dann sagst du: »Erotevomai, ich bin verliebt.«

»Worte sind Luft. Aber die Luft wird zu Wind, und der Wind macht die Schiffe segeln.«

»Ja. Wie der Schmetterling, der mit seinen Flügeln den Amazonas streift und in der Sahara einen Sandsturm verursacht.«

»Erotevomaste, wir sind verliebt, Hella.«

»Kai ego echo erotevti tin psichi sou. Und ich habe mich verliebt in deine Seele.«

Seine Küsse im Auto auf dem Parkplatz vor dem Hotel haben dich aus der Fassung gebracht. Sie entfachten eine Leidenschaft in dir, die du schon vergessen glaubtest. Dennoch bist du nicht zu ihm ins Hotel mitgegangen, obwohl du gespürt hast, wie auch er sich danach sehnte und nach all den Briefen nichts nähergelegen hätte. Deine Angst, enttäuscht zu werden, war größer. Es war zu lange her, daß du mit einem Mann zusammen warst, und es war selten schön gewesen. Du hattest funktioniert und alles getan, den anderen glücklich zu machen, und das lange für dein Glück gehalten. Doch es hatte eigentlich nichts mit dir zu tun gehabt.

Dreimal hatte Nikos sich verabschiedet und war nach wenigen Metern wieder zurückgekommen. Und du hattest ihn immer wieder gehen lassen.

In der Nacht träumst du von einer Kreuzfahrt auf einem Luxusdampfer. Nackt, bis auf deine schwarze Unterwäsche, stolzierst du in goldbestickten roten Samtpantöffelchen übers Deck. Plötzlich dreht sich dein Kopf um 180 Grad nach hinten, und du siehst riesige blaugrüne Wellen das Schiff verschlingen. Unbeeindruckt, immer noch den Blick zurück gewandt, läufst du auf dem Meer weiter.

»Ach, was ich dich schon immer fragen wollte …«

»Was?«

»Ach nichts.«

»Bist du sicher?«

»Ja.«

Ihr seid essen gewesen. Dieses Mal hattest du bei dem Griechen an der Ecke einen Tisch reserviert. Und nun sitzt ihr in deiner Küche. Du ziehst seinen Kopf zu dir herüber und legst ihn an deine Brust. Dein Herz klopft gegen seine Stirn und beruhigt sich langsam.

In der Nacht entdeckst du in Nikos einen Liebhaber, wie du ihn dir seit langem gewünscht hast. Um den künstlichen Darmausgang zu verdecken, hast du anfangs dein Shirt über den Dessous angelassen. Du hattest Angst vor seinen Fragen. Doch er fragt nicht, er zieht dich einfach aus. Vorsichtig und dennoch rückhaltlos leidenschaftlich erkunden seine Fingerspitzen und Lippen deinen Körper. Keinen Zentimeter lassen sie unberührt, keine Narbe ungeküßt. Anfangs hast du nur dagelegen, erstaunt, was da plötzlich mit dir passiert, die Kraft, die hochstieg, gesammelt, bis du das Gefühl hattest zu platzen, und dann selbst die Initiative ergriffen und ihm Zentimeter für Zentimeter seine Leidenschaft zurückgegeben. Du fühltest keinen Schmerz mehr in den Hüften. Erst später, als er gegangen war, blieb dir der Atem weg und du sahst all die Striemen auf deiner Haut. »Ich habe mich noch nie so erlebt«, hatte er beim Abschied gesagt.

Du nimmst zwei Schmerzzäpfchen und befühlst deine Narben, die er geküßt hat. Du findest dich schön.

In der Nacht zum Dienstag hättest du ihm beinahe das Ohrläppchen abgebissen. Sein Schrei brachte dich zur Besinnung. Du lachtest und tupftest die Wunde mit Sekt ab. Du hattest dir eine Steigerung des Liebesrausches gar nicht vorstellen können nach dem ersten Abend. Doch ihr wart vollkommen außer euch. Du hast so etwas noch nie erlebt. In seinen Armen träumst du von riesigen weißen Windmühlenflügeln, die euch durch die Luft wirbeln, während unter euch Männer und Frauen tiefe Gräben schaufeln. Ihr lacht ängstlich und unbeschwert wie Kinder auf der Achterbahn.

Am Morgen küßt er dich von den Fußspitzen aufwärts wach. Es ist Dein Geburtstag, und du möchtest den Augenblick festhalten, die Zeit für immer aus der Welt schaffen. Zeit tötet uns, denkst du.

»Herzlichen Glückwunsch zum 55., Thea mou!« Seine Lippen sind auf deinen Augen angekommen. »S'agapo. Ich liebe dich!« Du wagst nicht, sie zu öffnen, damit dieser Traum nicht verfliegt. Du spürst, wie er ein Päckchen auf deine Brust legt, und hörst ihn an deinem CD-Player hantieren. Als Alexiou zu singen anfängt, klappt die Tür zu.

»Hier lieg ich von der Lieb erschlagen«, rufst du laut eine Gedichtzeile von John Donne an die Zimmerdecke. Mit Nikos hast du keine Angst mehr vor dem Alter. Im Bad malst du mit dem Lippenstift ein Herz um dein Gesicht im Spiegel und schreibst darunter: Ich liebe! Das Geburtstagskaffeetrinken mit der Familie verschiebst du auf Samstag, denn du möchtest heute allein sein mit dir und deinen Gedanken an Nikos.

Am Nachmittag schickt er eine Mail, daß es abends wegen eines Geschäftsessens etwas später werden wird. Du ärgerst dich darüber und hast Angst, daß es Ausflüchte sein könnten oder er sich gar mit einer anderen E-Mail-Bekanntschaft trifft. Du rauchst wieder, um deine Nervosität zu betäuben. »Ich bin ja eifersüchtig!« stellst du erstaunt fest.

Am Abend machst du dich für die letzte Nacht besonders schön. Du öffnest eine Flasche Sekt, verteilst im ganzen Zimmer Rosenblätter und brennende Teelichter und legst dich aufs Sofa. Bloß nicht einschlafen, denkst du. Du versuchst zu lesen, doch es gelingt dir nicht. In deinem Kopf kreiseln die Ereignisse der letzten Tage, Szene für Szene. Hinter den Lavendelbüschen auf der Terrasse verlöschen nach und nach die Lichter der Nachbarn. Nach dem dritten Auflegen der Alexiou-CD schläfst du ein.

Sein Sturmklingeln schreckt dich aus Alpträumen. Du stellst die leere Flasche weg und öffnest die Tür. Es ist Nikos. Seine Augen strahlen dich an: »Ist es zu spät, koukla mou?«

Schlaftrunken kriechst du unter seinen Mantel. »Nikos! Halt mich fest, ja? Und laß mich nie wieder los.«

»Ruhig, agapi mou, ganz ruhig.« Seine Arme wiegen dich sanft.

»Mein Herz geht barfuß. Ich bin traurig glücklich. Ich habe Angst um uns.« Dein Atem fliegt an seiner Brust.

»Sag einfach nichts, mein Engel. Wir brauchen keine Worte jetzt. Komm, leg dich an meine Haut.«

In dieser Nacht liebt ihr euch so heftig, daß dir eine Rippe bricht. Aber du merkst es erst am nächsten Tag.

Nikos war fort, als ich nach eurem zweiten Abend aus der Schule kam. Ich habe ihn, als er bei uns schlief, keines Blickes gewürdigt. Und er war so taktvoll, mich ebenfalls zu ignorieren. Du hast im Bademantel mit einer Tasse Kaffee im Wohnzimmer gesessen und gelächelt. Ich lächelte nicht zurück, denn ich war noch immer wütend, daß Nikos hier übernachtet hatte. In deinen Augen las ich soviel Glück, daß mir Tränen in die Augen stiegen, ob vor Freude oder Wut, weiß ich nicht. »He, Zoë«, hast du gesagt, »schau mich nicht so an, als hätte ich dich gerade vor die Tür gesetzt«, und bist ins Bad gehumpelt.

»Du mußt zum Arzt gehen«, rief ich dir hinterher.

Während du duschtest, hörte ich dich »Flugzeuge im Bauch« schmettern und bei der Zeile »Männer haben Muskeln …« prustend lachen, als würdest du dich an etwas erinnern. Ich ging in dein Zimmer und legte meinen Kopf in sein Kissen, das nach Aftershave und Schweiß roch. Ich stellte mir vor, wie er dich geliebt hat.

»Er kann wiederkommen«, sagte ich zu dir, als du nach Kokosmilch duftend aus dem Badezimmer kamst.

»So?« In deinem Blick lag Spott, der mir weh tat, denn ich meinte das ernst.

Ich übernachtete die nächsten drei Tage bei einer Freundin. Ich wollte euch nicht stören und erst zurückkommen, wenn Nikos wieder abgefahren war. Zu deinem Geburtstag rief ich dich an.

»Alles Liebe zum Geburtstag. Geht's dir gut?«

»Wie Ikarus, der mit Helios um die Wette fliegt«, hast du geantwortet. »Ich weiß gar nicht, wann mir das letzte Mal so wohl war.«

»Paß auf, daß du nicht wieder abstürzt!«

»Keine Sorge, Zoë, nicht mit Nikos an der Seite.«

Ich glaubte dir plötzlich gern und machte mir weiter keine Sorgen.

Mittwochmorgen. Abschied. Schweigend sitzt ihr Hand in Hand auf der Bettkante. Dann sein letzter Satz: »Ich stehe jetzt auf und gehe, du bleibst einfach sitzen und sagst nichts. Ganz einfach.«

Ganz einfach.

Nachdem er schon längst gegangen ist, sitzt du immer noch regungslos auf dem Bett und lauschst dem Türgeräusch nach. Es hat dein Denken ausgeschaltet und jene Schmerzen ins Bewußtsein gehoben, die du bisher nicht wahrgenommen hattest. Jedes Atmen verursacht einen stechenden Schmerz. Vorsichtig befühlst du deinen linken Rippenbogen und versuchst aufzustehen. Lachend verziehst du das Gesicht. Dir ist vollkommen unklar, wie du diesen Liebesrausch in den letzten Tagen überstehen konntest. Eine heiße Welle schießt dir vom Schoß in die Brust. Dann spürst du seine Zunge wieder zwischen deinen Brüsten, wie sie langsam abwärts gleitet, deine Narben liebkost. Du legst dich hin und schließt die Augen. Deine Hände verlieren sich in deinem Körper.

Abends sein Anruf aus Köln: »Wie geht es dir?«

Er klingt vertraut und doch befangen.

»Nicht besonders, denn du bist fort.«

»Mir geht es auch nicht gut. Ich hänge in meinen Gedanken, weiß nicht, was ich tun soll, bin nachdenklich und unendlich müde.«

»Der Alltag hat uns wieder, agapi mou. Ich freue mich auf deine nächste Mail«, versuchst du ihn aufzumuntern.

»Hella, es ist zu viel passiert in den letzten Tagen.«

»Ja, wir haben immer vermieden, über den ›Tag danach‹ zu reden.« Als er schweigt, fragst du zaghaft: »Was soll nur werden?«

Du weißt nicht, ob du darauf wirklich eine Antwort erwartest. Doch als er nur sagt: »Ich ruf dich wieder an«, bist du enttäuscht.

Etwas in seiner Stimme hat dich irritiert.

Ti les? – Was sagst du?
Bitte sag jetzt nichts – das ist einfacher.
Die Haut brennt? – nimm Kühlgel, das tut gut
Herzflimmern? – da gibt es Honigmilch
Schwächeanfälle? – nur ein wenig Schlaf fehlt
Schmerz? – wegatmen
Leere im Hirn – da war doch vorher auch nichts
Dein Duft im Kopfkissen verfliegt – kann ich nachkaufen
Kochen, waschen, bügeln – kann ich alles auch ohne dich

Mou leipeis – du fehlst mir
du fehlst meinen Händen,
meinen Augen, meinen Ohren, meiner Nase
du bist durch diese Tür gegangen,
hast auf diesem Sofa gelegen,
aus dieser Tasse getrunken.
Wir wußten es vorher? Ja, und nichts ist mehr wie vorher.
Aber kein Tag war jemals wie der Tag davor.
Ist so das Leben? – Auto einai i soi

Ich sehe in den Spiegel, um mich zu finden.
Jeder Abschied ist ein kleines Sterben.
Nein, ich weine nicht.
Du, meine Liebe
Agapi mou

Date: 10 Mar 1999 23.20 Uhr
From: helenaonline99@yahoo.de
To: nikostravel@hotmail.com
Subject: Dein Duft im Kopfkissen verfliegt

Nikos, Geliebter,

waren es nur fünf Tage oder ein halbes Leben? Ich bin froh, daß meine Gedanken endlich wieder einen Empfänger finden. Dein Anruf klingt noch in mir nach. Es war schön, Deine Stimme zu hören, auch wenn wir befangen sind am Telefon. Sie pflegt meine wunde Seele, aber sie ist weit weg. Und trotzdem schön.

Jetzt legst Du Deinen Kopf in ein anderes Kissen und hinterläßt Deinen Duft dort. Träum was Schönes. Der Gedanke, mich zu Dir zu legen, fällt mir heute schwerer als noch vor zehn Tagen. Dazu ist zu viel geschehen, zu viele schöne Momente. Wenn ich sie in Sekunden zählen würde, käme eine riesige Zahl zustande. Ich habe heute wieder meinen Lieblingsdichter John Donne gelesen, Du erinnerst Dich? Ich habe Dir ein paar Gedichtzeilen von ihm zitiert. Das mußte heute einfach sein, weil mein Herz so voll ist, und er Worte dafür findet, wie diese:

> Weißgott, was wir wohl, eh wir liebten, trieben?
> Warn wir noch entwöhnt und tranken noch
> Die Milch bäurischer Kurzweil – kindgeblieben?
> Schnarchten wir wohl im Siebenschläferloch?

Jetzt muß ich lachen, und das ist schmerzhaft. Soll ich Dir verraten, warum? Ich war heute nachmittag beim Arzt. Du hast mir – nein, ich habe mir – also, eine Rippe ist gebrochen. Irgendwann heute nacht, was weiß ich denn, wann. Ich habe es nicht gemerkt, und jetzt ist es eine kleine Erinnerung. Schlimmschön. Und da ich ja eigentlich an allem schuld bin, finde ich es lustig. Die Hüfte war ohnehin schon hinüber von dem Sturz, wie der Arzt feststellte. Zwei Brüche in knapp einer Woche!! Wenn da nicht Leidenschaft dahintersteckt! Leider versagen hier griechische Bergtees und Honigmilch. Wo bist Du, mein Orpheus??? Eisai kala (Geht's Dir gut)?

Ich suche den Himmel nach Dir ab,

Hella

Date: 11 Mar 1999 22:01
From: helenaonline99@yahoo.de
To: nikostravel@hotmail.com
Subject: Gia sou, ti kaneis simera (Hallo, wie geht es Dir heute)?

Zwei Tage ohne Dich sind schwer zu verkraften. Unerträgliche Entzugserscheinungen. Ich mag Dich nicht loslassen. Hast Du noch ein Bild von Dir? Dann könnte ich Dich jetzt ansehen und Dein Lächeln finden. Das »alte« Foto ist gut, aber es stimmt nicht mehr, ich sehe Dich jetzt ganz anders. Und wenn ich noch lange auf meinen Kreta-Bildschirm sehe, kommen mir die Tränen. Also hör ich lieber auf.

So, jetzt schreib ich weiter, denke wieder an Deinen Anruf, der in mir nachklingt.

In Deinen Worten lag soviel Zärtlichkeit, aber auch etwas Irritierendes, das ich nicht näher benennen kann. Ich liebe Deine Stimme, möchte sie wieder neben mir hören. Theleis na mou psitiris kati sto afti (Möchtest Du mir etwas ins Ohr flüstern)?

Dir ist komisch? Komisch schön oder komisch elend? Schreib auf, was Dir auf der Seele liegt, und laß es mich wissen. Behalte nicht alles für Dich. Deine Gedanken sind mir wichtig. Ich bin froh, daß ich viel Zeit zum Nachdenken hatte. Was geht denn Dir durch den Kopf?

Schade, Du hättest mir auf meiner Karte zeigen sollen, wo Du wohnst, wo Du arbeitest, wo Du langgehst, und wo Du lächelst. Ich könnte Dir dann viel näher sein. Gestern abend habe ich mich mit Deinem Kopfkissen in meine Decke gekuschelt, Deinen Duft eingeatmet und die Augen geschlossen. Und dann lagst Du neben mir, ich habe Dich lange angesehen und bin dann in einen tiefen, traumlosen Schlaf gefallen. Ahnst Du, wie schön das war?

Mir fehlen Deine Briefe, unsere Gespräche, unsere gemeinsamen Gedanken. Ich möchte wieder mit meinen Händen unter Deinen Pullover und Dich umarmen, Dich weich und warm spüren, keinen Zentimeter auslassen. Aber hatten wir nicht ganz viel miteinander?

Jetzt bist Du wieder zu Hause und viel zu weit weg. Ich möchte jetzt bei Dir sein, wissen, was Du fühlst, was Deine Augen sagen, wie sich Deine Lippen anfühlen. Ich habe Sehnsucht nach Dir.

Deine Hella

Date: 12 Mar 1999 07:59
From: helenaonline99@yahoo.de
To: nikostravel@hotmail.com
Subject: perimenontas (Wartend ...)

Sei mir nicht böse, aber ich kann es (Dich) schon wieder einmal nicht erwarten. Eigentlich dachte ich, nach diesen Tagen ruhiger und geduldiger zu werden. Klappt nicht. Mein erster Gedanke beim Aufwachen heißt Nikos, und mein Herz galoppiert mit mir in den Tag ...

Da bleibt mir nur, Dir einen wunderschönen guten Morgen zu wünschen. xxxxxxxxxxxxxxxxxxxx

H.

Date: 12 Mar 1999 21:42
From: helenaonline99@yahoo.de
To: nikostravel@hotmail.com
Subject: Schade, schade

Hi Nikos,

habe ich Dich gestern vielleicht falsch verstanden? »Du hängst in Deinen Gedanken und weißt nicht, was Du tun sollst«? In welche Richtung hast Du denn gedacht? Andeutungen werden natürlich immer so gedeutet, wie der Empfänger es sich gerade wünscht. Da bin ich vielleicht in eine falsche Richtung gelaufen? Ich mache Dir keine Vorwürfe. Nur eine Erklärung hätte ich schon gern, oder eine Klärung, oder was auch immer. Der kleine Feigling warst doch nicht Du!

Ist es verwunderlich, daß ich nachdenke? Das ist doch eigentlich meine Schwachstelle, oder? Wenn alle Nerven bis aufs äußerste gespannt sind, darf ich keinen Fehler machen.

Nikos, meine Liebe, ein Wort genügt, oder ich werde wahnsinnig!

Die Wohnung war grau vor Rauch gewesen, als ich am Samstagmorgen nach Hause kam. Sie sah aus wie ein Schlachtfeld. In der Waschmaschine steckte Wäsche, ohne daß sie angestellt worden war, Staublappen lagen im Regal, auf dem Tisch stand eine halb ausgepackte Einkaufstüte, und auf dem Boden war Vogelfutter verstreut. Als hättest du nichts zu Ende führen können.

Ich fand dich mit verquollenen Augen vor dem Computer und wußte sofort, daß er nicht geschrieben hatte. Schweigend nahm ich den überquellenden Aschenbecher, leerte ihn in den Mülleimer und stellte ihn wieder neben dich. Du hast mich keines Blickes gewürdigt. Deine Hände lagen in deinem Schoß, als wüßten sie plötzlich nicht mehr, wohin mit sich.

Ich stand neben dir und starrte auf die halbleere Ouzo-Flasche. All meine Freude über dein Glück und meine Großmut, euch alleingelassen zu haben, bröckelten wie alte Farbe von mir ab. Als wären wir beide plötzlich nackt und schutzbedürftig.

Date: 13 Mar 1999 11:31
From: nikostravel@hotmail.com
To: helenaonline99@yahoo.de
Subject: warum schade ?

Hallo Hella,

Das Gedicht von John Donne hat mich direkt ins Herz getroffen, es ist fast schmerzhaft schön. Weißgott, ja, was trieben wir eigentlich, bevor wir liebten??

Habe ich das richtig verstanden? Du hast Dir eine Rippe gebrochen? Meinst Du, es war von dem Sturz auf dem Eis, oder war ich etwas zu stürmisch? Wenn ja, dann tut es mir leid. Aber es war so schön und so leidenschaftlich mit Dir, daß ich mich nicht zurückhalten konnte. Ich wollte, ich wäre wieder bei Dir und könnte Dich trösten.

Ja, ich glaube, Du hast mich etwas falsch verstanden. Ich habe viel nachgedacht während meiner Rückfahrt, aber nicht pessimistisch wie Du, sondern optimistisch. Ich mußte die ganze Zeit an unsere gemeinsamen Nächte denken, und mich durchzog ein Schauer des Wohlbehagens. Es war so schön mit Dir, und irgendwie wußte ich das schon im voraus. Du nicht auch? Ich wollte auch nicht daran denken, was danach kommt. Ich wollte einfach nur bei Dir sein, Dich spüren, Dich lieben. Dennoch war ich irgendwie deprimiert, während ich im ICE saß. Ich wäre viel lieber noch ein paar Tage bei Dir geblieben. Der Abschied fiel mir nicht leicht. Ich denke immer an Dich, Tag und Nacht. Ich sehne mich so sehr nach Dir, daß es weh tut.

Auch ich habe mir Gedanken gemacht, wie es mit uns weitergehen soll, aber keine Lösung gefunden. Du bist so weit weg. Klar ist, daß wir uns nur selten sehen können. Bei mir beginnt ja bald die Saison, und ich werde kaum Zeit haben. Auf jeden Fall aber komme ich im April, koste es, was es wolle.

Mir tränen die Augen vor Müdigkeit. Ich spüre erst jetzt, wie sehr mich alles mitgenommen hat. Du weißt gar nicht, wie Du mich verzaubert hast. Vielleicht habe ich es nicht so gezeigt, aber Du hast mir unendlich gutgetan. Du bist eine so sinnliche Frau, so voller Liebe und Hingabe. Was haben wir nur getan? Es wäre alles so einfach, wenn ich in Deutschland leben würde. Haben wir richtig gehandelt?

Damit ich nicht soviel nachdenken muß, werde ich mich in die Arbeit stürzen. Ach Hella, hättest Du doch den Shock-Toe gemacht, dann würde uns jetzt nicht die Sehnsucht verzehren. Aber es ist meine Schuld. Ich habe Dich gedrängt. Wie gern würde ich Dich jetzt in die Arme nehmen und Dich stundenlang, tagelang lieben. Ich muß aufhören, daran zu denken, es macht mich traurig. Doch ich bin froh, daß ich Dir begegnet bin, auch wenn ich nicht weiß, was aus uns wird.

Ich versuche stark zu sein und hoffe, Du bist es auch. Wir werden uns wiedersehen, das weiß ich.

Ich liebe Dich
Dein Nikos

Date: 13 Mar 1999 13:24
From: helenaonline99@yahoo.de
To: nikostravel@hotmail.com
Subject: x Danke x

Nikos Mitsotakis, warum hast Du mich so lange warten lassen! Ich hätte inzwischen an Herzversagen eingehen können! Oder in den Wannsee springen! Oder mir ein Ticket nach Heraklion kaufen!!!!!!!!

Am Mittwoch sagst Du abends ganz lieb kali nichta, und dann höre ich nichts mehr. Ich habe inzwischen bestimmt 100mal den Server befragt und bin bald wahnsinnig geworden. Ich habe nicht geglaubt, daß Du mich verlassen hast, der einzige Gedanke war, daß Dir auf der Fahrt nach Hause etwas passiert ist. Und dabei kam mir meine ganze Ohnmacht hoch, ich konnte nichts tun. Ich habe keine Telefonnummer und keine Adresse von Dir, und die Auskunft hat ganz viele Mitsotakis' gefunden, aber keinen Nikos. Ich finde keinen Weg zu Dir, mein Herz ist so schwer, daß es mich fast erdrückt.

Und dann kommt – wenn ich es gar nicht mehr erwarte – so ein Brief von Dir. Jetzt kann ich endlich die Tränen laufen lassen, aber vor Erleichterung. Ich glaube, ich hab im Leben noch nicht so einen Brief bekommen. Aber ich bin auch noch nie so einem Mann wie Dir begegnet. Danke, daß Du Du bist und daß es Dich gibt, und danke, daß Du Dich mir gibst. Ich möchte jetzt Dein Gesicht in meine Hände nehmen und ganz viel Liebe in Deinen Augen sehen. Ich liebe Dich, Nikos, ich liebe Dich auch. Und ich möchte, daß wir beide diese Liebe festhalten, solange es geht. Und ich möchte, daß es lange, sehr lange geht.

Wir werden Wege finden, uns zu treffen, und wir werden Zeit finden, uns zu sehen, den Zauber zu erhalten und uns zu lieben. Ich möchte darauf nie wieder verzichten. Und wir haben nichts falsch gemacht. Keine Sekunde dieser Tage hätte ich anders verbringen mögen, nichts hätte ich lieber nicht getan. Natürlich haben wir gewußt, daß unsere Begegnung nicht ohne Folgen an uns vorübergeht. Zuerst glaubte ich, daß es nun mit E-Mails nicht mehr getan ist. In den letzten zwei Tagen hätte ich aber mein Leben für einen Brief von Dir eingetauscht. Aber ich bin stark, und Du bist es sowieso. Ich brauche Deine Worte, Deine Hände, Deine Augen, Dich.

Ich bin noch lange nicht leergeschrieben, aber ich schicke

die Mail jetzt ab, damit Du meine Gedanken ganz frisch lesen kannst. Du bist so unerreichbar nah!

Halte mich fest – Hella

Date: 13 Mar 1999 20:12
From: helenaonline99@yahoo.de
To: nikostravel@hotmail.com
Subject: Da bin ich schon wieder

Ach Nikos, komm doch mal eben und richte den Yahoo Pager neu ein, er »rennt« nicht. Ich habe noch einmal zwei Versionen runtergeladen und installiert, und er sagt mir immer noch, daß er mich nicht »connecten kann«. Schon siehst Du wieder, wie Du mir fehlst … Ich hoffe, Du sitzt an der Arbeit, weil ich Dich dann erreichen kann. Wenn Du Deine Wochenenden hinter den sieben Bergen verbringst, bist Du wieder unerreichbar, und ich habe Entzugserscheinungen.

Du schreibst so schön, es sei ja Deine Schuld, daß es jetzt ist, wie es ist. Wozu, bitteschön, hast Du mich denn gedrängt? Ich kann mich nicht erinnern, zu irgendwas gedrängt worden zu sein. Das ist ja das Schöne. Ich hatte im Gegenteil immer die Angst, Dir zu nahe zu kommen, was Du vielleicht gar nicht wolltest. Und Deine Worte »wir gehen da ganz vorsichtig ran« hatte ich auch immer im Kopf. Es war manchmal ziemlich schwer, den richtigen Abstand zu halten, aber es ist ja gelungen. Du solltest die Möglichkeit behalten, Dich wieder zu entfernen, auch wenn mir das nicht gefallen hätte. Und ich denke, den Versuch hast Du auch kurz gemacht, oder? Na, ist auch egal, jetzt ist es so, wie es ist, und es war noch nie schöner!

»Lieben heißt erkennen« – und Adam erkannte sein Weib. Da steckt sehr viel drin, finde ich. In Dir habe ich viel erkannt, was mir sehr gefallen hat, auch wenn Du es nicht zeigen wolltest, oder gerade deshalb. Ich will das mal so formulieren: In dem, was Du sagst, bist Du recht deutsch, aber das, was Du nicht sagst oder zeigst, ist absolut griechisch. Schön, solange ich damit gut zurechtkomme. Quälend, wenn ich es gern anders hätte. Aber alles hat seine Zeit.

Oh, ich habe schon soviel von Dir gelernt! Was wäre gewesen, wenn Du ein paar Tage länger geblieben wärst? Dieselbe Situation ein paar Tage später! Nicht besser, vielleicht noch schwerer. Und Dein Trick, »Wir sagen jetzt nichts mehr, und ich gehe einfach«, war sehr wirkungsvoll. Ich war schon traurig an diesem Tag, aber auch erfüllt von den Gedanken an die vergangenen Tage und Nächte. Und wenn Du hinterher gesagt hättest: »Das war's dann wohl«, hätte das nichts verändert. Diese gemeinsamen Stunden mit Dir nimmt mir keiner mehr. Und die Gedanken daran sind manchmal schmerzhaft, beklemmend, manchmal kribbelnd und dann wieder warm und ruhig und schön. Ich freue mich, daß ich Dich in meinem Herzen habe!

Heute ist Samstag. Weißt Du noch, vor einer Woche? Es ist 17 Uhr. Noch drei Stunden, bis ich losfahre, Dich zu treffen. Herzklopfen, Unsicherheit, Panik und trotzdem der feste Wille, das jetzt durchzustehen.

Jetzt beug Dich etwas runter, damit ich an Deinen Hals rankomme, und dann flüstere mir ins Ohr, wann Du mir wieder schreibst, ja?

Wie heißen unsere filakia jetzt?
Deine Hella

Den ganzen Samstag schwebtest du wie auf Wolken durch die Wohnung, füttertest die Meisen auf der Terrasse, wobei du leise griechisch mit ihnen sprachst, und am Nachmittag warst du zu deinem Geburtstagskaffee eine sprühende Unterhalterin. Nikos hatte sich gemeldet, und alles war wieder im Lot. Ich war vollkommen verblüfft, wie ein Mensch so von einem Extrem ins an-

dere fallen konnte. Aber da wußte ich noch nicht, was in den folgenden zwei Tagen auf mich zukommen würde, denn Nikos hüllte sich erneut in Schweigen. Du hast alle halbe Stunde Post abgerufen, Unmengen von Kaffee und Ouzo getrunken und bist hektisch durch die Zimmer gelaufen. Wenn ich etwas von dir wollte, hast du mich beschimpft, daß ich dich in Ruhe lassen sollte, du auch ein eigenes Leben hättest, das mich nichts anginge, um mich unmittelbar danach weinend in die Arme zu nehmen. Ich hatte ein Treffen mit Freundinnen abgesagt, dir Spaghetti gekocht, deinen Rippenverband gewechselt und dumme Witze erzählt, um dich abzulenken von diesem Computer, der eine grausame Macht über uns gewonnen hatte. Spät in der Nacht bist du, den Kopf auf den Armen, vor dem Bildschirm eingeschlafen. Wenn Liebe sich so anfühlt, wollte ich davon verschont bleiben. Meine Wut auf Nikos war grenzenlos.

Als du am Montagmittag noch immer auf die leere Eingangsmailbox starrtest, waren auch meine Nerven am Ende. »Was bildet sich dieser Kerl eigentlich ein, dich so hängen zu lassen!« habe ich dich angeschrien. »Das darf er doch nicht machen mit dir!« Doch du hast nur bleich und apathisch in der Küche gesessen und den seltsamen Satz gesagt: »Ich vergehe im Sandsturm, und der Schmetterling hat anderswo zu tun.« Dann bist du wieder ins Bett gegangen.

An jenem Nachmittag habe ich die erste Zigarette meines Lebens geraucht. Sie schmeckte nicht, aber ich machte sie trotzdem nicht aus. Ich mußte nachdenken, die Wut, die in meinem Bauch glühte, irgendwie besänftigen. So verwirrt hatte ich dich noch nie erlebt. Wie solltest du nur deinen ersten Arbeitstag überstehen? Ich wußte, wie wichtig dir der neue Job war, wie hart du verhandelt hattest dafür und daß wir das Geld dringend brauchten. Ich hatte Angst, daß du am nächsten Tag nicht hingehen könntest, wenn nach wie vor keine Post von Nikos da wäre, und deshalb womöglich wieder entlassen würdest. Ich rief Sarah an und berichtete ihr von den Ereignissen der letzten Tage. Sie begriff ebensowenig wie ich, was da plötzlich vorging mit euch beiden und redete mir zu, Geduld mit dir zu haben. Wir haben sogar darüber lachen können. Es war gut gewesen, wieder mit einem normalen Erwachsenen zu reden. Danach habe ich Nikos geschrieben. Um dich wieder glücklich zu sehen, hätte ich damals alles getan.

Date: 15 Mar 1999 22:07
From: helenaonline99@yahoo.de
To: nikostravel@hotmail.com
Subject: Meine Mom

Hallo Nikos,

meine Mom ist am Ende. Ich bitte Dich, ihr schnellstens zu schreiben. Ich glaube nicht, daß wir beide das noch lange aushalten.

Zoë

Am Morgen wachte ich vom Hochfahren des Computers auf. Du hast auf den Bildschirm gestarrt, und ich habe gespürt, wie du den Atem anhieltest. Nach einer Weile hast du ihn wieder ausgeschaltet und bist aus dem Zimmer gegangen. Enttäuscht habe ich die Augen wieder geschlossen und auf den Mittag gehofft. Du bist dennoch zur Arbeit gegangen. Das Klacken deiner Krücken im Hausflur klang traurig.

Date: 16 Mar 1999 10:54
From: nikostravel@hotmail.com
To: helenaonline99@yahoo.de
Subject: Na Du?

Hallo Hella,

habe ich Dich zu lange warten lassen? Es waren nur zwei Tage, glaube ich, oder? Ich habe Dir schon am Freitag geschrieben und wundere mich, daß Du meine letzte Mail erst am Samstag (?) erhalten hast. Nach der ganzen Reiserei war ich ziemlich erledigt, ganz zu schweigen vom Schlafmangel, um mich häufiger melden zu können. An Herzversagen kannst Du übrigens nicht mehr sterben nach unseren wilden Nächten …

Wieso glaubst Du, daß ich den Versuch gemacht habe, mich von Dir zu entfernen? Wann war das? Ich kann mich nicht daran erinnern. Im Gegenteil. Nur am ersten Abend war ich mir noch nicht sicher, weil ich nicht wußte, wie Du reagierst. Es ist mir verdammt schwergefallen, mich von Dir zu trennen. Ich hätte Dich lieber mit zu mir genommen. Heute denke ich, daß wir eine Nacht verschenkt haben.

»Erkennen heißt lieben.« Das ist wahr. Es gibt vieles, was Du nicht weißt und von dem ich nicht wollte, daß Du es weißt. Daß ich Dir keine Telefonnummer und keine Adresse gegeben habe, hat leider einen Grund, und ich weiß gar nicht, wie ich Dir das sagen soll. Ich habe lange darüber nachgedacht und mich gequält, und es macht mir zu schaffen, schon seit dem Tag, als ich das erste Mal auf Deine Mail reagiert habe. Ich war oft drauf und dran, alles zu beenden und mich zu verabschieden, aber dann taten mir Deine Worte so gut, und ich wollte Dich unbedingt kennenlernen. Ich bin froh darüber, aber ich bin auch traurig, denn ich weiß nicht, was werden soll. Meine Gefühle rasen rauf und runter, wütend und traurig, sehnsüchtig und angstvoll. Ach Hella, ich wünschte, ich hätte Dich schon viel früher kennengelernt. Du weißt gar nicht, wie sehr mir das gefehlt hat, diese Hingabe und Leidenschaft. Warum ist das Schicksal nicht fairer?

Ich habe Dir in allem die Wahrheit über mich erzählt. Nur in einem habe ich Dich belogen. Ich bin nicht frei, Hella. Du hattest mir die Chance gegeben, Dir dies zu sagen, als wir in Deiner Küche saßen am zweiten Abend, aber ich hatte Angst, damit etwas zu zerstören. Ich war zu feige, und ich wollte Dir nicht weh tun. Noch vor unserem Treffen habe ich mit dem Gedanken gespielt, Dir nichts davon zu sagen. Aber jetzt, nachdem ich Dich mit allen Fasern gefühlt habe, kann ich es nicht mehr verschweigen und nur hoffen, daß Du mir verzeihst.

Ja, ich bin verheiratet, allerdings nicht sehr glücklich, sonst hätte ich Dir wahrscheinlich nie geschrieben. Es war eine Vernunftheirat. Meine Eltern, die inzwischen auch nach Griechenland zurückgekehrt waren, setzten mich unter Druck, daß es endlich Zeit für mich sei, eine Familie zu gründen. Ich war Mitte dreißig, und da ist jeder anständige Grieche längst Vater. Sie machten sich Sorgen und fürchteten, glaube ich, auch das Gerede der Leute. Sicher sehnten sie sich nach Enkeln. Ich hatte letztlich nichts dagegen. Das ständige Wechseln von Freundinnen hatte mich ermüdet und begann allmählich, meine Gefühle abzuschleifen. Sie arrangierten beim nächsten Fest ein Zusammentreffen mit der Tochter eines ehemaligen Arbeitskollegen meines Vaters. Sie gefiel mir, und ein paar Monate später heirateten wir, obwohl ich mir nicht sicher war, das Richtige zu tun. Ich hatte nicht dieses aufregende Gefühl dabei, diese Schmetterlinge im Bauch, die Leidenschaft, die ich bei Dir so überdeutlich gespürt habe. All das fehlte. Ich mag meine Frau, aber ich liebe sie nicht. Wir leben in ruhigem Gleichmaß miteinander und gehen ansonsten unseren Berufen nach. Kinder haben wir keine. Ich bin ihr zu großem Dank verpflichtet, da sie einen Teil ihres Vermögens in meine Agentur gesteckt hat. Und jetzt habe ich ihr gegenüber ein verdammt schlechtes Gewissen.

Dennoch sagt mir mein Gefühl, daß es richtig war, was ich getan habe. Ich werde noch verrückt. Nur Du, Hella, hast mir das gegeben, was meinem Leben bisher fehlte. Ich weiß nicht mehr, was ich tun soll. Für Dich muß es wie ein schlechter Roman klingen, aber leider ist es die Wahrheit, und es schmerzt mich sehr, daß ich Dir jetzt so weh tun muß. Aber es wäre nicht fair, Dich mit Lügen hinzuhalten. Ich wollte es, aber ich weiß, daß es keine Lösung ist. Ich will nicht auf Dich verzichten, aber ich werde es wohl müssen.

Wie es jetzt weitergeht, hängt ganz von Dir ab. Schön wäre es, wenn wir weiterhin in Kontakt bleiben würden. Ich würde Dich gern wiedersehen, aber vielleicht ist das nur ein Traum.

Jedenfalls werde ich es verstehen, wenn Du nichts mehr mit mir zu tun haben willst. Du hast alles Recht, mich zu verdammen. Aber sei bitte nicht zu hart mit mir. Du fehlst mir so sehr, daß ich fast durchdrehe, und dennoch muß ich alle meine Gefühle verbergen. Das ist das Schlimmste. Ich weiß nicht, was die Zukunft bringen wird. Ich kann mich jetzt nur in meine Arbeit stürzen, aber es wird wenig helfen.

Hella, Du bist die Frau, die ich mir immer gewünscht, aber nie gefunden habe in all den Jahren zuvor.

Dein Nikos

Date: 16 Mar 1999 17:44
From: helenaonline99@yahoo.de
To: nikostravel@hotmail.com
Subject: Nein!

Das ist nicht Dein Ernst, das kann nicht wahr sein, nimm es sofort und auf der Stelle zurück und mach diesen Brief ungeschehen!

DRITTER TEIL

Wenn unsre Liebe eins ist, gleichstark loht,
Trifft uns, wenn wir nur nie erschlaffen, nie der Tod.
John Donne

Es war der Anfang vom Ende. Von jenem Tag an, als meine Mutter Nikos' Geständnis gelesen hatte, lief eine Uhr, die erbarmungslos ihrem Ende entgegentickte. Alles, was danach kam, war ein vergebliches Aufbäumen gegen das Unvermeidliche.

Sie sagte es mir erst am Abend, nachdem wir vom Training zurück waren. Von ihrem ersten Arbeitstag war sie ungewöhnlich aufgeräumt aus dem Büro gekommen. Ohne einen Blick auf den Computer hatte sie Kaffee und Kakao für uns gemacht und von ihrer neuen Arbeit erzählt. Und erst danach war sie in mein Zimmer gegangen.

Sie hat den Satz aus sich herausgeschrien, als wollte sie ihn für immer von sich stoßen: »Er hat eine Frau, Zoë!!!« Sie wütete wie ein krankes Tier. Sie fegte die Tassen vom Tisch und zerstörte mit den Krücken unseren Griechenlandaltar. Glas, Muscheln, Karten und Aschenbecher flogen durch die Luft. Ich sah ihr zu und wagte nicht, mich zu rühren.

»Du mußt ihm verzeihen«, rief ich irgendwann. »Ihr könnt doch Freunde bleiben.«

Erstaunt hielt sie inne und blickte mich an. »Ich weiß nicht, ob ich das kann. Ich glaube nicht an die Umwandlung von Liebe in Freundschaft. Gewöhnlich sagt man sich das bei der Trennung, um sich den Abschied leichter zu machen. Aber letztlich betrügt man sich damit nur ein weiteres Mal.«

Ich habe später oft darüber nachgedacht, wieso sie Nikos so blind vertraut hat, weshalb sie die kleinen Zeichen, die in den

Briefen durchaus versteckt waren, übersehen hat. Weshalb sie ihn am ersten Tag ihrer Begegnung, als sie in der Küche saßen, nicht doch gefragt hat. Als hätte sie es geahnt, es aber nicht wissen wollen, um ihrer Liebe, ihrer Fähigkeit zu lieben, überhaupt wieder eine Chance zu geben.

In den Tagen nach diesem Brief funktionierte meine Mutter wie eine Maschine. Sie stand pünktlich auf, ging zur Arbeit und legte sich wieder hin. Ich war Luft für sie. Weder kaufte sie ein, noch kochte sie abends für uns. Sie hörte einfach auf, zu essen und zu sprechen. Manchmal stand sie verloren im Raum, als hätte sie vergessen, worin der nächste Schritt bestünde. Vielleicht hoffte sie, daß Nikos seine Worte zurücknahm oder sonst eine Lösung vorschlug, mit der sie irgendwie leben könnte. Aber nichts geschah. Der Briefkasten blieb leer.

Ihre Wut und Enttäuschung vertraute sie allein ihrem Tagebuch an: »Schlechtes Gewissen? Das kannst du getrost behalten. Wirf es weg, denn es ist gelogen. Schlechtes Gewissen ist nur die Angst, daß du selbst irgendwann schlecht dastehst. Und wenn du sagst, du hättest alles nur getan, um mir nicht wehzutun, dann ist das auch gelogen. Ich sollte dir nicht weh tun können. Es war Selbstschutz, und keine Sorge um mich. Das ist die Wahrheit. Du hast es dir selbst eingebrockt, dein Unglück. Sehr bewußt und sehr kontinuierlich.«

Nach zwei Tagen hielt sie das Schweigen nicht mehr aus und schrieb ihm. Ihr Stolz war gebrochen. Sie brauchte das Gespräch mit Nikos zum Denken, zum Atmen, zum Leben. Selbst wenn es keine gemeinsame Zukunft mehr geben sollte. Sie liebte ihn. »Weißt Du, wie Sterben ist? Wie es ist, vollkommen gelähmt zu sein? Ich wünsche es Dir nicht. Und dennoch: Du hast mir das Leben genommen. Das Leben an Deiner Seite, das ich mir so schön vorgestellt habe. Das Leben scheint die Summe unserer Narben zu sein. Jetzt liegt meine Seele wund in Deiner Hand. Was ist die Konsequenz? Liegen lassen? Gras drüber wachsen, vernarben lassen? Ich fühle mich so leer und bewegungslos. Weißt Du nicht mehr, wie ich mich unter Dir bewegen konnte? Du weißt vielleicht, wie Du riechst, aber weißt Du auch, wie Du schmeckst? Ich werde es Dir jetzt nicht sagen. Ich möchte weinen, aber ich kann es nicht mehr. Gib mir meine Tränen wieder, Nikos!

Ich mußte damit rechnen, daß ein Mann in Deinem Alter verheiratet ist, wenn ich mich nicht vorher vergewissere. Doch ich fragte nicht, als Du am ersten Abend in meiner Küche saßest, ich hatte nicht den Mut dazu. Und Du erzähltest mir statt der Wahrheit die Geschichte von Deinem angeblich unglücklich verheirateten Bruder, der sich zu dieser Ehe von seiner Mutter hatte zwingen lassen. Nach unseren Nächten war es zu spät für die Wahrheit.

Bevor Du hierher kamst, hatte ich oft den Satz im Kopf: ›Wahrscheinlich ist er verheiratet, und alles ist eine riesige Seifenblase, die am Samstagabend platzt.‹ Aber diese Seifenblase war so groß und so farbenprächtig, so schillernd und verheißungsvoll, daß ich sie erleben wollte. Erst als Du gegangen warst, habe ich mich in Dir verankert. Und als Du mir Dein Wiederkommen geschenkt hast, war das wie ein Ring, eine Antwort auf meine stummen Fragen. Seltsamerweise hatte ich mir bei unserem Abschied vorgestellt, wie das Codewort heißen müßte, mit dem Du mich wieder loswerden könntest: ›Es war ein Spiel, ein sehr schönes sogar. Aber im übrigen bin ich verheiratet, und wir vergessen das alles jetzt.‹ Das wollte ich Dir sogar noch in meinem ersten Brief schreiben. Wie man sieht, warst Du schneller. Aus Deinen Mails fallen mir jetzt viele Puzzleteile ein, die mich darauf hätten vorbereiten können, die ich aber nicht deuten wollte. Zwischen uns sollte Mißtrauen keinen Platz haben. Ich habe Dich gedeutet, und

Du hast mir signalisiert, daß Du frei bist. Frei für mich. Und das genügte mir. Oh, jetzt werde ich doch böse.

Die Männer, die ich vor Dir hatte, waren anders, sie haben mir nicht gutgetan, die Trennung war jedes Mal besser als das Zusammenbleiben. Mehr fällt mir dazu nicht ein. Ich war nicht wirklich auf der Suche nach einem Mann, ich hatte dieses Kapitel beendet. Aber als ich das erstemal meine Hand über den Tisch in Deine schob, wußte ich, daß ich einen Mann für mich gefunden hatte, daß ich mich hingeben konnte, ohne mich aufzugeben. Das war – auch von jetzt aus betrachtet – kein Irrtum. Ich habe mich im Zusammensein mit Dir neu erfahren. Ich, das sind nicht nur Nächte. Leidenschaft wird am Tag erzeugt, in der Auseinandersetzung mit dem anderen, im richtigen Verhältnis von Nähe und Entfernung. Gelebt wird sie in der Nacht. Ich bin ich, 24 Stunden am Tag. Im Reden wie im Schweigen, genau wie Du. Aber ich war auch eine Antwort auf Dich. Und Du warst meine Antwort. Und deshalb kann ich so sicher sagen, daß ich noch nie einen Mann wie Dich getroffen habe. Weil ich mich selbst noch nie so gefühlt habe. Daß Du jünger bist, spielt keine Rolle. Zeige Dich so, wie Du bist. Du bist etwas ganz Besonderes. Und das bleibst Du auch jetzt für mich, ob Du nun eine krumme Nase hast, einen liebenswerten kleinen Bauch, oder einen dunklen Schatten neben Dir. Du bist Du. Solange ich auf das Glück nicht verzichten will, mußt Du es mir wert sein, daß ich verwundet werde. Hier ist der Punkt, wo ich Verantwortung an Dich abgebe. Du bist ebenso erwachsen wie ich.

Ach Nikos, Du hast mir so weh getan. Das konntest Du nur, weil ich Dich so tief in mich hereingelassen habe. Aber ich habe nicht die Absicht, Dich loszulassen. Das ›halte unsere Liebe fest, solange es geht‹ in meinem vorletzten Brief war kein Wunsch nach Lebensversicherung, das war ein Bedürfnis. Und das soll ich jetzt aufgeben? Nur weil ich Dich nicht heiraten kann? Wenn Du jetzt fragst, ob wir etwas falsch gemacht haben, dann sage ich Dir, ich hätte nichts anders gemacht. Als ich Dir zum ersten Mal ›Ich liebe Dich‹ schrieb, wußte ich, daß es richtig war, weil es für mich in dieser Sekunde stimmte. Und vielleicht werde ich einmal sagen ›Ich liebe Dich nicht mehr‹, es ist vorbei. Das wird nie aus taktischen Gründen sein oder als Provokation. Wenn es so ist, werde ich es aussprechen, und dasselbe erwarte ich von Dir. Und bis dahin nehme ich Deine Gefühle so ernst wie meine. Sehr ernst.

Bei allem, was Du jetzt noch schreibst, verlange ich von Dir absolute Ehrlichkeit, die tut weniger weh, als betrogen zu werden. Ich sage mit Absicht, ›verlange ich‹, weil das wirklich sicher sein muß. Im Augenblick laufe ich Gefahr, an allem zu zweifeln. Ich will Deinen Worten wieder vertrauen können. Ich liebe Dich. Ich kann das jetzt ganz leicht sagen, weil ich sehr sicher bin. Und ich will Dich nicht verlieren. Laß uns noch mal von vorn, nein vielleicht vom Samstag anfangen, unter anderen Vorzeichen. Ich werde nicht auf Dich verzichten. Finde Du einen Weg für uns, ja? Ich werde nicht um eine Begegnung betteln, aber ich werde Dich finden, Nikos.«

Sein Antwortbrief enttäuschte sie nicht. »Hab Geduld. Die Zukunft liegt noch vor uns. Ich glaube fest daran.« – »An Geduld soll es nicht mangeln«, antwortete sie ihm, »solange es ein Ziel gibt.«

Worin dieses gemeinsame Ziel genau bestehen sollte, beschrieben sie nicht genauer. Es war ein Strohhalm, der meiner Mutter vorerst genügte, um am Morgen überhaupt aufstehen zu können. Sie hatte ihm verziehen, und Nikos mußte nur noch seiner Frau gegenüber ein schlechtes Gewissen haben. Die Zukunft wurde in einen Nebel gehüllt, der ihnen das kleinere Übel zu sein schien als eine Trennung und sie vorerst beruhigte.

Ich war glücklich, daß sich meine Mutter besser fühlte. Sie

konnte sogar Charis Alexiou hören, ohne in Tränen auszubrechen, und ging wieder zum Griechischunterricht. Hatte sie Post von Nikos bekommen, klebte ich von der Eingangstür bis zum Computer gelbe Zettel an Wände und Möbel: »You've got mail!«, damit sie schlafen konnte. Einmal sah ich sie zufällig allein im Auto an einer Ampel warten. Sie lachte lauthals und schien zu singen. Als wäre sie verrückt. Später erzählte sie mir, daß sie an jenem Tag unbewußt zu ihrer alten Arbeitsstelle gefahren war.

Ihre neue Arbeit als Koordinatorin für das WHO-Projekt langweilte sie schon nach einer Woche, obwohl sie bereits als Geheimtip, als *das* Organisationstalent schlechthin gehandelt wurde, wie sie sagte. »Ob die wissen, wovon sie reden?« Sie war erfolgreich, ohne Spaß daran zu haben, und nahm sogar ihre Griechischlektionen mit ins Büro, um sich zu beschäftigen. Viel lieber wäre sie frei und ungebunden gewesen, um mehr Zeit für ihre Gedanken und Briefe an Nikos zu haben, dem sie wieder fast täglich schrieb. Er hingegen begann, sie zunehmend mit kurzen Zwischenmails zu vertrösten. Sie fieberte einem erneuten Treffen entgegen. »Kannst Du mir sagen, wie lange noch ich auf Dich verzichten muß? Oder wagst Du es, mich anzurufen?« Inständig bat sie Nikos: »Wenn Du Dein Wiederkommensgeschenk nicht einlösen kannst, sag es mir ganz früh, ja? Mir dreht sich der Magen um bei dem Gedanken. Ich habe Angst, sie sitzt so tief. Du fehlst mir so.« Er beruhigte sie: »Keine Angst, mein Wiederkommensgeschenk ist sicher.« Ehrlichkeit war der Boden, auf dem sie wieder Vertrauen aufbauen konnte.

In schlaflosen Nächten versuchte sie, schreibend herauszufinden, wer Nikos war, sie besaß ein Buch, in das sie ihre Fragen schrieb und in dem eine Auswahl möglicher Antworten stand. Ihre Frage verriet sie Nikos nicht, nur die Antwort: »Wenn es mir gelingt, meine Forderungen bescheiden zu halten, werde ich bald sehr glücklich sein. Da muß ich wohl noch sehr viel üben, denn Bescheidenheit ist nicht meine Stärke, wie Du weißt. Ich will immer alles und sofort. Aber für Dich nehme ich meine Maßlosigkeit gern zurück. Hoffentlich gelingt mir das ... Kommst Du nach Ostern?« fragt sie am Schluß noch einmal vorsichtig nach.

Nikos antwortete ausweichend. Er habe so viel zu tun, daß er selbst an den Wochenenden arbeiten müßte. Meine Mutter verstand seine Sorgen. Doch sie wurde mißtrauisch: »Heute ist Sonntag«, schrieb sie ihm am 21. März, »und ich habe meine trüben Gedanken nicht vertreiben können. Es sitzt mir etwas in den Knochen, was ich noch nicht so recht beschreiben kann. Etwas Fremdes, Zorniges. Warum sagst Du nicht einfach, komm her! Es würde Dich nicht den Kopf kosten, aber es würde unsere Herzen retten. Was können wir tun? Folgende Antworten sind nicht erlaubt: ›Hab doch Geduld‹ / ›Warte doch ab‹ / ›Ich weiß doch auch nicht‹ / ›Ich habe keine Zeit‹ / ›Ich will jetzt nicht daran denken‹. Wenn ich die Augen schließe, sehe ich nichts mehr. Wo sind wir geblieben? Die Sehnsucht nach Dir ist kaum auszuhalten. Ich sehe nur leere Kopfkissen, leere Sektflaschen, Dunkelheit. Ich kann den Gedanken, in Deinen Armen zu liegen, nicht mehr weiterdenken. Er schmerzt. Könnte ich doch eine Schlafkur machen, einfach wegtauchen, an nichts mehr denken. Doch wer vergißt, verliert!« Um seine Erinnerung an sie wachzuhalten, schickte sie ihm ein Foto von sich, aus dem letzten Sommer, als sie noch lange Haare hatte.

In dem Maße, wie sie fordernder wurde, wurden seine Mails seltener. In ihren Briefen tauchten nun erste Vorwürfe auf. »Ich denke, bis Donnerstagabend wirst Du noch mal bei mir vorbeikommen. So viel Liebe muß sein! Langsam geht mir etwas verloren. Das ist nicht die Entfernung, sondern das Entfernen, verstehst Du? Ich kann nicht mehr in Deine Augen sehen, das fehlt mir, ich weiß nicht mehr, was Du denkst, was Du sprichst, wie Du es aussprichst. Ich weiß nichts mehr sicher. Du behältst Deine Gedanken für Dich. Tut Dir das gut? Ich kann das auf die Dauer nicht. Für mich ist es wie ein langsam schleichendes Gift.« Seine kurzen Zwischennachrichten waren für sie »Küsse im Vorbeigehen, gefolgt von einem Klaps«. Stets blieb ein bitterer Nachgeschmack, auch wenn er sie auf ihre Beschwerde hin inzwischen wieder mit griechischen Zärtlichkeiten überhäufte. Denn auch seine Bilder von ihr verschwammen. Kam dann einmal ein längerer Brief, weinte sie vor Dankbarkeit: »Dein Brief hat mir soviel gegeben. Meine Tränen spiegeln den Regenbogen des Glücks.« Am Tag darauf, wenn der Postkasten leer blieb, versank sie wieder in Traurigkeit. Oft aß ich allein, was sie eigentlich für uns beide gekocht hatte.

Eines Tages erhielt ich ein Päckchen von Nikos. Er schickte mir eine CD, die ich mir in Berlin von ihm gewünscht hatte. Er hatte noch einen Aschenbecher für meine Mutter dazulegen wollen, sich dann aber entschlossen, ihn ihr persönlich zu geben, wie er schrieb. Würde er doch noch kommen? Ich wagte nicht, meiner Mutter davon zu erzählen.

Einige Tage später kam ein riesiger Strauß flammendroter Rosen. Sie leuchteten mitten im Raum wie eine Verheißung. Meine Mutter streichelte sie und sprach mit ihnen. Sie wollte sie trocknen und so lange aufbewahren, bis Nikos käme. Sie glaubte nach wie vor daran und schrieb eine Telefonnummer ab, die sie vom Absender auf dem Begleitzettel entdeckt hatte. Obwohl sie wußte, wie gefährlich es für ihn war, rief sie ihn am Sonntagabend an. Sie brauchte seine Stimme, um ihre Hoffnung am Leben zu erhalten, um nicht das Gefühl zu bekommen, ein Phantom zu lieben. Als sie die Ziffern tippte, hatten ihre Hände gezittert.

»Hallo? ... Hallo ... Hier ist Hella«, hörte ich sie zaghaft sagen. Nach einer langen Minute legte sie langsam den Hörer wieder auf. In ihren Augen sah ich Panik. Sie hatte seine Stimme gehört, wie er noch zu jemandem etwas sagte, als er den Hörer schon aufgenommen hatte. Sie wußte, er war es. Aber er hatte nichts gesagt zu ihr und wieder aufgelegt.

In jener Nacht schrieb sie ihm einen Brief: »Weißt Du, wie es ist, am Telefon abgewürgt zu werden? Das tut weh, sehr weh. Ein einziges Wort hätte ich Dir wert sein müssen. Wenigstens ein ›lathos kanate – falsch verbunden‹! Es ging mir ziemlich schlecht, trotz Deiner wunderbaren Blumen, die ich täglich liebkose, die mich aber nur kurze Zeit erlösen können. Du scheinst weniger Probleme damit gehabt zu haben, daß wir keinen Kontakt in diesen Tagen hatten. Deine viele Arbeit und die mangelnde Zeit und Dein schlechtes Gewissen können nicht für alles herhalten. Ich vermisse Deine Gedanken. Ich habe in der letzten Zeit viele Liebkosungen, Küsse, liebe Worte bekommen, aber Dein Gesicht zeigst Du nicht, in Deine Augen läßt Du mich nicht sehen. Deine Gedanken waren mir immer sehr wichtig, weil sie die Nähe über die weite Entfernung gehalten haben. Statt dessen nimmst Du mich in den Arm, küßt mich und hältst mich fest, besänftigst meine Gedanken. Das ist auch schön, aber nicht alles, verstehst Du? Kannst Du mir etwas mehr Transparenz schenken, möchtest Du überhaupt? Nein, ich will Dich nicht mit Haut und Haaren verschlingen, ich will Dich genießen, Dich immer besser kennenlernen, Dich in mir behalten und mich gut damit fühlen. Hast Du wirklich nur Angst?«

Zwei Tage später, nach vorsichtigen Entschuldigungsversuchen meiner Mutter, schrieb er ihr, daß er nicht nach Berlin käme, auch in absehbarer Zeit nicht. »Die Situation, so wie sie jetzt ist, ertrage ich nicht mehr. Ich hatte bisher im Sommer noch nicht einmal für meine Frau Zeit. Wie soll das dann mit uns werden? Irgendwie glaube ich langsam, daß es ein Fehler war und daß eine gemeinsame Zukunft für uns nur Utopie sein kann. Ich weiß jetzt schon, daß ich in den nächsten zwei bis drei Jahren nichts riskieren kann und darf. Willst Du so lange warten?«

Dieser Brief war ein Abschiedsbrief, und meine Mutter wußte es sofort. Ihre Liebe war »abgestürzt«. Dennoch flehte sie noch einmal um diese Liebe, die sie dem Leben zurückgegeben hatte: »Wenn ich ein Leben lang auf einen Mann wie Dich gewartet habe, soll ich Dich so einfach gehenlassen, nur weil es schwierig wird? O andras mou, ich möchte Dich behalten in meinem Herzen, in meinen Armen, auf meinen Lippen, auf meiner Haut und in meinem Briefkasten. Ich liebe Dich. Deine Hella.«

Es war ihr letzter Brief an Nikos.

Einen Tag später waren wir zum Eislaufen in den Harz gefahren, um den Hauptpreis des Winterballs einzulösen, den ich ihr geschenkt hatte. Ich bin meiner Mutter noch heute dankbar, daß sie diese vier Tage für mich durchgehalten hat, daß sie sich fröhlich gab und mich Nikos vergessen ließ. Ich hatte diese Maske gebraucht, um Kraft zu schöpfen, denn es waren die letzten gemeinsamen Tage für uns vor meinem schon lange geplanten Amerika-Jahr und die letzten, in denen der Krebs nicht unser ständiger Begleiter war.

Als wir zwei Tage nach unserer Rückkehr auf dem Flughafen standen, morgens um sechs mit verquollenen Augen und irgendwie ratlos, wie wir mit dem Abschied umgehen sollten, hätte ich meine Tickets am liebsten zerrissen. Ein Jahr war eine lange Zeit, und ich hatte das Gefühl, daß ich meine Mutter nicht allein lassen durfte, daß ich mich um sie kümmern mußte. Verloren saßen wir auf dem leeren, langen Gang vor dem sich füllenden Warteraum und schwiegen. Mir war die Kehle zugeschnürt, aber ich wollte nicht weinen. Ich war froh, als ich endlich durch den Zoll mußte. Wir umarmten uns fest, sie schob mich durch die Tür, und dann verschwamm ihr roter Mantel vor meinen Augen. Sie hatte sich nicht noch einmal umgedreht.

Ich habe es keine zwei Monate in North Dakota ausgehalten. Als hätte ich geahnt, daß ich nicht einen weiteren Monat vergeuden durfte. Meine Gastfamilie, einfache, gute Menschen, waren lieb zu mir, aber furchtbar altmodisch und zutiefst religiös. Ich zog in ihr weißes Holzhaus mit der großen Veranda inmitten von pedantisch kurz gehaltenen Wiesen und hatte vom ersten Tag an eine unerträgliche Sehnsucht, die mich auch nach vier Wochen nicht verlassen wollte. Morgens um fünf standen sie auf und schrieben Texte aus der Bibel ab. Dreimal wöchentlich gingen wir noch vor dem Unterricht in die Kirche, in der ein fanatischer Pfarrer gegen Homosexuelle, Juden und Geschiedene wetterte, die noch nicht den Weg zu Jesus gefunden hätten. Pünktlich nach sechs Stunden Schule holte mich meine Gastmutter wieder ab in ihr einsames, weißes Haus, neben dem der Swimmingpool Moos ansetzte. Ich durfte keinen Schritt allein tun in Mayville, diesem winzigen Städtchen, das nur aus einer Shoppingmall und sich unendlich weit hinziehenden Häusern bestand. Ich ging dann in mein rosa geblümtes Zimmer, dessen Tür ich nicht verschließen durfte, und weinte, stundenlang. Ich wußte selbst nicht, wie mir geschah, so kannte ich mich nicht. Ich hatte eine so große Sehnsucht nach Hause, daß ich an überhaupt nichts anderes mehr denken konnte. Ich fühlte mich ins All geschickt, auf einen anderen Stern.

Mein einziger Trost waren die Mails meiner Mutter, die sie mir gegen die Anweisungen der Organisatoren täglich schickte. Aber sie hatte sich noch nie um Verbote gekümmert. Sie spürte, daß ich ihre Worte brauchte, also schrieb sie, kleine, kurze Mutmacher, die mich für einige Zeit aufmunterten.

Wenn wir miteinander telefonierten, hatte ich meist größere Sehnsucht als zuvor. Sie sprach viel und schnell, doch ich spürte, daß sie etwas vor mir verbarg. Ihr Lachen klang unecht. Von Nikos sprach sie nie, und ich wagte nicht, nach ihm zu fragen.

Als ich nach zwei Monaten noch immer weinend in meinem rosa Zimmer saß und meine Gasteltern sich keinen Rat mehr wußten, bat ich meine Mutter, heimkehren zu dürfen. Sie hatte nur gesagt: »Schade um das viele Geld, aber du wirst schon wissen, was richtig für dich ist.« Dennoch hatte ihre Stimme erleichtert geklungen.

Anfang Juni stand ich wieder auf dem Flughafen, glücklich, wieder zu Hause zu sein.

Eine halbe Stunde wartete ich am Ausgang, dann rief ich zu Hause an. Keiner nahm ab. Ich vermutete meine Mutter in einem Stau und wartete noch eine halbe Stunde. Als ich gehen wollte, sah ich Paula. Sie rannte auf mich zu, und ich wußte plötzlich, daß etwas passiert war.

Der Satz fiel in mich wie zersplitterndes Glas. »Hella wird morgen wieder operiert.« Ich erfaßte ihn nicht als Ganzes, sondern als kleine, diffuse Stiche, die meinen Körper trafen. Seltsamerweise hallte das »wieder« am stärksten in mir. »Wieder« konnte nur Krebs heißen. Ich wagte nicht weiterzudenken, was das bedeutete. Ich starrte Paula an und hoffte, sie würde schnell etwas Tröstliches hinzufügen. Aber sie schwieg. In ihren blaugrünen Augen, in denen kleine schwarze Punkte schwammen, las ich Mitleid. »Fahr mich zu ihr«, sagte ich.

Über Moabit fuhren wir nach Mitte durch das ehemalige Mauergelände, an das die Kliniken grenzten. Als wir am »Lehrter Stadtbahnhof« vorbeikamen, sagte Paula: »Hier mußt du aussteigen, wenn du sie allein besuchen willst.« Ich war noch nie in diesem Teil Berlins gewesen. Die dunkelroten Klinkerbauten, umgeben von mächtigen Bäumen hinter hohen Mauern, machten mir angst. Als sei der Tod hier gern Gast. Ich war froh, als Paula vor einem Hochhaus hielt, das ein Torbogen über der Straße mit einem anderen Gebäude verband. »Du findest sie in der Chirurgie, 6. Stock. Ruf mich an, wenn du mich brauchst.« Ich winkte ihr noch nach, dann drehte ich mich um. Vor mir öffnete sich die Glastür.

Zwei Stunden später saß ich in einem Café und versuchte meine Gedanken zu ordnen. Es war noch nicht elf, ich war allein mit zwei Kellnern, die an der Theke standen und rauchten. Nach der Einsamkeit von Mayville, wo ich weit und breit kein einziges Café gesehen hatte, wirkte das Ambiente um mich herum unwirklich.

Als der junge Kellner mir meinen Kaffee brachte, war ich erleichtert, meinen Händen etwas zu tun geben zu können. Mein Blick fiel auf ein großes gelbes Werbeplakat, auf dem das in Schwarzweiß fotografierte Gesicht einer Frau mit einer Fünfzigerjahre-Frisur zu sehen war. Darunter hing ein eingerahmtes Gedicht: »Wer noch lebt, sage nicht niemals. Das Sichere ist nicht sicher. So wie es ist, bleibt es nicht ...« Ich blickte wieder auf die Frau und dachte an meine Mutter, an die Werbeaufnahmen aus den sechziger Jahren, die sie manchmal hervorgeholt hatte, wenn Freunde uns besuchten. Nichts bleibt, wie es ist.

Sie war nicht in ihrem Zimmer gewesen. Eine rundliche Schwester mit einem dunklen Muttermal auf der Wange hatte mir gesagt, daß sie noch bei den Voruntersuchungen für die OP sei, aber bald zurück sein müßte. Ich muß sehr erschöpft gewirkt haben, denn sie hatte mir, ohne zu fragen, aus der Schwesternküche Tee gebracht. Als meine Mutter den Gang entlangkam, war ich überrascht, wie gut sie aussah. Ich hatte erwartet, sie blaß und elend vorzufinden. Doch sie wirkte wie immer gepflegt, war geschminkt und trug normale Kleidung. Ihre Augen leuchteten auf, als sie mich erkannte. Wie ein letztes, noch fehlendes Stück ihrer selbst war ich in ihre ausgebreiteten Arme gefallen. Wir waren zusammen. Jetzt war es gut.

Zwei strähnchenblonde Frauen mit Rollkoffern betraten das Café und hängten ihre weißen Lederjacken auf. Sie sahen mit ihren Goldgürteln und Plateaustiefeln aufgetakelt wie Provinzschwestern aus, die sich für die Metropole zurechtgemacht hatten. Ich blickte durch das geöffnete Fenster auf einen flachen Glasbau vor dem S-Bahnhof. »Tränenpalast« stand darauf in Leuchtschrift auf blauem Grund. Ein seltsames Wort, fand ich. Wie viele Tränen dort wohl geweint worden waren.

In der einen Stunde, die ich bei meiner Mutter gewesen war, hatten wir fast nur über Amerika gesprochen. Sie wollte soviel wissen, daß sie kaum dazu kam, mir meine Fragen zu ihrer bevorstehenden Operation zu beantworten. So erfuhr ich nur von einem »neuen Herd, der am unteren Teil der Wirbelsäule aufgetaucht« sei. Ich sollte mir keine Sorgen machen, die Ärzte würden »das schon wieder schaffen«. Sie hatte dabei nach ihrer Zigarettenschachtel gegriffen, sie jedoch mit einem Blick auf das Rauchverbotsschild wieder zurückgesteckt. Wahrscheinlich mußte sie zum Rauchen in dieses trostlose Raucherzimmer gehen, das es in jedem Krankenhaus gibt. Auf meine Frage, ob sie sich das Rauchen jetzt nicht doch abgewöhnen wollte, hatte sie nur mit einem merkwürdigen Lächeln geantwortet: »Wozu?« Dann war sie von der Schwester zum nächsten Termin geholt worden.

Der junge Kellner kam und fragte mich mit gleichgültigem Gesicht, ob ich noch etwas bestellen wollte. Hastig trank ich meinen Kaffee aus und verlangte noch ein Glas Wasser. Was meinte sie mit ihrem »Wozu«!? Daß sie das Leben weiter wie bisher genießen wollte, oder daß es zu spät dafür war? Was, wenn es tatsächlich Metastasen an der Wirbelsäule waren? Das klang nach etwas schicksalhaft Unabänderlichem, das niemand mehr aufhalten konnte. Ich wollte mehr darüber wissen und hatte doch Angst davor. Nikos kam mir in den Sinn. Ob meine Mutter ihm von der Operation geschrieben hatte? Mailte sie ihm überhaupt noch? Ich bekam Herzklopfen bei dem Gedanken, daß sie ihm mehr erzählt haben könnte als mir. Das Wasser der Spree glitzerte in der Sonne, Möwen glitten darüber hinweg, tauchten ein und stiegen wieder empor. Nichts ist mehr sicher, dachte ich. Eine große Müdigkeit überfiel mich.

Nahezu zwölf Stunden lang schlief ich meinen Jetlag aus. Dann rief ich im Krankenhaus an, doch meine Mutter schlief noch. Als ich mich zu ihrem behandelnden Arzt durchstellen ließ und nach dem Ausgang der OP erkundigte, sagte er nur: »Ihr geht es den Umständen entsprechend gut. Morgen können Sie sie besuchen.«

Sie hatte die Operation gut überstanden, war aber noch sehr schwach. Und ungewöhnlich schweigsam. Ich saß an ihrem Bett und wußte nicht, was ich sagen sollte. Ihr Schweigen tat mir weh. Im Bett nebenan saß eine junge Frau. Als ich ins Zimmer gekommen war, hatte ich gesehen, wie sie gerade eine blonde Perücke über den kahlen Kopf zog. Sie blickte in einen Spiegel und bemalte sich sorgfältig ihre vollen, schönen Lippen. In dem schmalen, blassen Gesicht wirkten sie unverhältnismäßig groß. Wenige Minuten später kam ein Mann in Jeans und Windjacke mit einem kleinen Mädchen zur Tür herein. Im Haar des Kindes leuchteten bunte Spangen. Ich wunderte mich, wie unbefangen es auf seine Mutter zuging und den Kopf in ihren Schoß legte. Der Mann stand daneben und sah aus dem Fenster.

Ich nahm die Hand meiner Mutter, die stumm an die Decke

sah, und streichelte sie sanft. Auch ich hätte gern meinen Kopf auf ihren Bauch gelegt, und wenn es nur war, um das vertraute Glucksen zu hören, das sie bisher gerettet hatte. Meine Frage nach dem Ausgang der Operation hatte sie nur indirekt beantwortet. »Ich bekomme Chemotherapie«, war alles, was ich von ihr erfuhr. Mir war, als wären in diesem Moment ihre Augen feucht geworden. Aber vielleicht hatte ich mich getäuscht. Erst später hatte mir Paula erzählt, daß bei der Operation nicht alle Metastasen entfernt worden waren. Hätten die Ärzte alles Gewebe entnommen, wäre sie querschnittgelähmt gewesen. Und das hatte sie bei den Vorgesprächen abgelehnt. Sie muß schon damals gewußt haben, daß sie keine Chance mehr hatte. Alles oder nichts. Ein halbes Leben oder eine halbe Liebe gab es für sie nicht. »Ich weiß nicht, ob ich mich auch so entschieden hätte«, hatte Paula gesagt. Ich hätte es mir gewünscht. Aber damals begriff ich das alles nicht. Ich klammerte mich an die Hoffnung, daß alles wieder gut würde.

Der erste Chemozyklus dauerte drei Wochen, in denen meine Mutter mehr als zehn Kilo abnahm, ihre Haare glichen bald dünnen Teppichfransen. Ihre Mundschleimhaut war eine offene Wunde. Sie war so blaß, daß im Halbdämmer des Zimmers der Kontrast zwischen dem Kopfkissen und ihrem Gesicht verschwamm. Ich erschrak jedesmal von neuem, wenn ich sie so sah. Weil sie sich nicht lange konzentrieren konnte, las ich ihr manchmal vor. Sie hatte sich Sándor Márais Roman »Die Glut« gewünscht. Vielleicht, weil es darin um eine unglückliche Liebe geht. Nach einer halben Stunde schlief sie meist ein, und ich ging, ohne sie zu wecken.

Ende Juni hatte sie den ersten Zyklus hinter sich und wurde entlassen. Vier Wochen später saßen wir im Flugzeug nach Kreta. »Ich will noch einmal das Meer gesehen haben, bevor die nächste Chemo beginnt und ich wieder in diese entsetzliche Krankenhausluft muß«, hatte sie gesagt. »Fühlst du dich wirklich stark genug dafür?« Ich stellte mir vor, wie sie Nikos begegnen würde, obwohl sie ihn bisher mit keinem Wort erwähnt hatte. Sie hatte meinen Kopf zwischen ihre abgemagerten Hände genommen und geantwortet: »Ich muß es sehen, wenigstens ein einziges Mal!«

Kreta. Hitze, die uns den Atem nimmt. Eine menschenleere Bucht. Meine Mutter, die mit hocherhobenen Armen schreiend ins Wasser rennt, sich dreht und wie ein Kind lacht. Meine Angst um das Pflaster an ihrem Bauch. Das enge Bett in der Hafenstadt Chania, in dem sie sich unruhig wälzt. Der riesige Eisbecher am Strand von Sougia, als sie Nikos anrief, um ihn über unsere Ankunft zu informieren. Ihr zufriedenes Gesicht danach. Die weiße Bergkapelle von Loutro mit dem angeblich magischen Tisch davor. Ich habe von dieser Reise nur Erinnerungsfetzen behalten. Hätte ich gewußt, daß es ihre letzten Wochen waren, ich hätte nichts mehr dem Zufall überlassen, keinen Augenblick, kein Wort.

»Ich werde nicht mehr lange leben, Zoë.« Sehr langsam kroch dieser Satz in mein Ohr, ohne daß ich ihn verstand. Die großen braunen Augen meiner Mutter ruhten im Gegenlicht auf mir. Ein glanzloser, verhangener Blick, der diffus war wie das Licht, das uns umgab. »In meinem ganzen Körper sind Metastasen. Ich wollte Kreta und Nikos noch einmal gesehen haben, bevor es zu Ende geht. Meine Sehnsucht war zu groß. Deshalb sind wir jetzt hier.«

Ich sah dem englischen Paar nach, das vor uns an diesem magischen Tisch gesessen hatte, der angeblich Glück bringen soll. Ihre Körper zogen lange Schatten auf der rot leuchtenden Erde hinter sich her. Ich hatte das Gefühl, daß ich die Schatten abschneiden müßte. Vielleicht, um die Zeit anzuhalten, vielleicht, um sie zurückzudrehen zu jenem Leben, in dem es noch keine Operationen gab, keine Metastasen, ein Leben, das mir hell und einfach und ohne Schatten schien.

Ich sah die hohen Augenbrauen meiner Mutter, die zwei klaren Falten, die sich von der Nasenwurzel um die Mundwinkel bogen, und dachte, daß ich abwiegeln, sie beruhigen müßte, daß ich ihr nicht glauben dürfte. Und blieb stumm, denn ich wußte, sie hatte recht. Sie hatte immer recht mit dem, was sie fühlte. Sie machte sich nie etwas vor. »Du bist stark, Zoë, du wirst es schaffen«, hörte ich sie sagen. Es klang wie ein Refrain, dem die Strophen abhanden gekommen waren.

Dann müssen die Tränen gekommen sein, dieser ermüdende Krampf in meinem Körper, der sich auch Stunden danach noch nicht löste. Und das »Warum« in meinem Kopf, der noch immer in ihrem Schoß lag und von ihm hin und her gewiegt wurde.

In der Nacht darauf hatte es ein kleines Erdbeben gegeben.

Wieso glauben die Menschen, daß dieser Ort Glück bringt, habe ich mich später gefragt.

Während der nächsten Tage konnte ich nicht sprechen. Ich lag auf dem Bett und starrte an die Decke.

Vor mir lag ein dunkler Tunnel, an dessen Ende ich kein Licht sah. Wenn ich zuvor im Fernsehen schöne, erfolgreiche Frauen gesehen hatte, waren mir nie Zweifel gekommen, daß auch ich eines Tages so sein würde. Ich hatte diese Kraft in mir gefühlt, dieses Vertrauen, daß mir alles gelingt, wenn ich es nur wirklich wollte. »Du bist stark, Zoë, du wirst es schaffen.« Mit diesem Satz war ich bereits einsam, noch bevor ich wirklich allein war. Ich begann mich selbst zu verlieren.

Meine einzige Hoffnung war Nikos. Als ob er die Gewißheit in einen bösen Traum hätte verwandeln können, der am Morgen nur noch Erinnerung ist. Als ob er uns hätte retten können.

Ich erkannte ihn erst, als er unmittelbar vor uns stand und ich den vertrauten intensiven After-Shave-Geruch wahrnahm. Er hatte kurzgeschnittenes Haar und trug eine schwarze Sonnenbrille zum roten T-Shirt, was irgendwie nicht zu ihm paßte. Jedenfalls nicht zu dem Bild, das ich mir in Berlin von ihm gemacht hatte. Dort war er mir als eleganter Mann erschienen, ein bißchen wie diese Trenchcoat-Helden in den Fünfziger-Jahre-Filmen. Statt dessen blickte er nun nervös um sich. Auch seine Umarmung schien mir etwas zu förmlich. Er hatte offensichtlich Angst, erkannt zu werden.

»Du weißt, meine Frau darf von unserem Treffen nichts erfahren«, sagte er.

Sie hatte ihn mit einem Blick angesehen, den ich an ihr nicht kannte. Ironie lag darin und Angst und der Versuch zu verstehen. »Komm, wir haben nicht viel Zeit.«

Während wir am Ufer entlang durch die Tavernen zu unserer Pension gingen, lief ich hinter ihnen her und war irgendwie enttäuscht. Vielleicht hatte ich erwartet, Nikos würde meiner Mutter leidenschaftlich um den Hals fallen und alle Passagiere, die mit ihm das Schiff verließen, müßten für einen Augenblick den Atem anhalten. Sah so das Wiedersehen zweier Liebender aus? Ich hatte Angst, daß meine Mutter sich in ihrer Liebe selbst betrog, daß sie ihn mehr als er sie lieben könnte und daß das Wunder dann ausbliebe.

Da blieb Nikos plötzlich stehen, strich eine Haarsträhne hinter ihr Ohr und küßte sie ganz leicht auf die Schläfe. »Dünn bist du geworden. Meinetwegen?« In seinem Blick lag so viel Zärtlichkeit, daß ich ihm sofort verzieh.

Sie nickte. Nikos durfte nicht wissen, wie es um sie stand, niemand, weder mein Vater, meine Brüder oder ihre Freundinnen, nur ich mußte die Wahrheit aushalten. »Ich brauche kein Mitleid«, hatte sie gesagt.

Ich beschloß, sie die wenigen Stunden, die er Zeit hatte,

allein zu lassen. Ohne mich zu verabschieden, drehte ich mich um und stieg hinter dem Supermarkt einen Bergpfad hinauf, der zur nächsten Bucht führte.

Als ich am Abend zurückkam, war Nikos bereits fort. Ich hatte das Schiff ablegen sehen und gedacht, das ist gut so. Meine Mutter saß auf der Terrasse vor dem Haus und rauchte. Sie sah entspannt und glücklich aus. »Ich habe das Gefühl, als würde jede einzelne Schneeflocke, die ich seit Wochen auf meinem Körper gespürt hatte, schmelzen«, sagte sie, als ich mich zu ihr setzte. »Nikos ist der erste Mann, der nicht nur seine Liebe zu mir, sondern wirklich mich liebt.« Nach einer Weile hatte sie hinzugefügt: »Ich habe von einer Schweizer Klinik gehört, die in meinem Fall Wunder vollbringen soll, mit alternativen Mitteln. Ich glaube, ich werde dorthin gehen.«

Ich blickte aufs Meer hinaus und wünschte mir nichts sehnlicher, als daß es wahr sein möge.

Die letzte Nacht in Loutro. Motorboote knatterten durch die Bucht. Um uns herum wurde getanzt. Ich sah, wie meine Mutter am liebsten mitgetanzt hätte, ihren sehnsüchtigen Blick auf die anderen. Ich hätte sie gern so vieles gefragt, nach ihrem Leben, nach ihren Lieben. Danach, ob es Zeiten gab, in denen sie glücklich war. Mir wurde plötzlich bewußt, daß ich kaum etwas über ihr Leben wußte und wie wenig Zeit uns bleiben würde, darüber zu sprechen. »Hast du meinem Vater eigentlich heute verziehen?« fragte ich.

Vor uns schlug das Meer klatschend ans Ufer. Schwarz und sanft lag es unter dem Leuchtturm, der am Ausgang der Bucht gleichmütig seinen Lichtkegel in die Nacht aussandte. »Man muß Respekt vor der Dunkelheit haben, oder sie verschlingt dich«, sagte sie plötzlich. Sie schien mich nicht gehört zu haben. »Manchmal glaube ich zu spüren, wie mich der Krebs verschlingt – wie ein innerer Feind, der Leere in mir schaffen will. Du kannst ihn nicht sehen, nur fühlen. Er raubt dir die Luft.

Und trotzdem gibt er dir ein Gefühl der Geborgenheit, ein trügerisches Gefühl, denn es beruht auf Selbstzerstörung. Du weißt, wie gefährlich es ist, aber du kannst es nicht abstellen. Es frißt dich auf, dich und die anderen, all die geliebten Menschen um dich herum. Nein, ich habe ihm nicht verziehen.«

In den nächsten Monaten wurde meine Mutter noch zwei Mal operiert, in der Schweiz und in Freiburg. Sie bekam weitere Chemotherapien, die sie so sehr schwächten, daß sie zwei Herzinfarkte erlitt. Doch nichts konnte den Krebs aufhalten. Unter der Bauchdecke wölbten sich weitere tennisballgroße Tumore. Sie kämpfte um jeden Tag für mich, vielleicht auch für Nikos, und ich war ihr dankbar dafür.

Die wenigen Wochenenden, die sie zu Hause verbrachte, wurden zu kostbaren Momenten. Anfangs wollte ich etwas Besonderes mit ihr unternehmen, um sie aufzuheitern oder einfach nur abzulenken. Aber bald mußte ich einsehen, daß sie keine Kraft mehr dazu hatte, es auch gar nicht mehr wollte. Bis auf einen Wunsch: Sie wollte noch einmal eislaufen. Und gerade das war mir absurd erschienen. Ich hatte auf ihre dünnen Beine gesehen, auf denen sich jede einzelne Sehne abzeichnete, ihre Füße, für die alle Schuhe zu groß geworden waren, und den Kopf geschüttelt. Sie würde sich keine zwei Minuten halten können, ohne zu stürzen. Sie wollte es dennoch. Mit einem eigensinnigen Lächeln hatte sie meine Einwände abgetan und ihre Schlittschuhe hervorgeholt. »Ruf Paula an. Sie soll uns hinbringen.«

Wir haben sie in die Mitte genommen – ihre Füße waren mit Binden fest umwickelt, damit sie in den Schuhen Halt fanden –, ein paar Figuren getanzt, und uns dann hinter die Bande gesetzt. Sie schloß die Augen und lächelte. Über eine Stunde rührte sie sich nicht, scheinbar ohne zu frieren, obwohl es kalt war. Als wir ihr sagten, daß wir gehen sollten, reagierte sie nicht. Sie war eingeschlafen. Auf ihrem Gesicht spiegelten sich ihre Träume.

Bald lag sie nur noch auf dem Sofa, wenn sie zu Hause war, ließ sich aus der Schule erzählen und vorlesen. Die meiste Zeit jedoch schlief sie. Waren ihre Mutter oder Freundinnen da, dämmerte sie immer häufiger mitten im Gespräch weg. Bei jedem Wiedersehen spürte ich, wie ihre Kräfte abnahmen, wie sie immer schmaler wurde, ihr zarter Körper, der sich ohnehin kaum noch unter der Bettdecke abzeichnete, langsam verschwand.

Als ob sich mein eigener Körper gegen ihr Verschwinden wehren wollte, bekam ich eine Hautallergie, rote, juckende Flecken, die ich blutig kratzte. Meine Gedanken strudelten in eine ungewisse Zukunft. Wie wird es sein, wenn ich allein bin? Wie werde ich sein? Wenn ich mit meiner Mutter zusammen war, wollte ich stark sein und gab ihr all meine Liebe. Sie selbst konnte ihre Gefühle kaum noch zeigen. Das fehlte mir.

Meinem Vater hatte ich irgendwann geschrieben, wie es um sie stand. Kurz darauf besuchte er meine Mutter und schlug ihr vor, mich zu sich zu nehmen, da ich zu viel allein wäre. Drei Jahre hatte er sich kaum nach mir erkundigt und mich nicht gefragt, wie es mir damit ginge, und nun wollte er, daß ich zu ihm zöge. Ich lehnte ab. Überleg es dir gut, hatte meine Mutter gesagt. Aber ich spürte, daß sie ähnlich dachte wie ich. Tatsächlich stand mein Vater eines Tages vor unserer Tür und wollte mich holen. Ich schrie durch die geschlossene Tür, daß er sich zum Teufel scheren solle.

In jener Zeit war Thea, unsere Pfarrerin, die einzige, mit der ich über all das reden konnte, über den Tod und das Danach, die Einsamkeit und die Grenzen der Liebe. Wann immer ich wollte, durfte ich zu ihr kommen. Sie verstand, wovon ich sprach, und tröstete mich ohne Phrasen und billige Versprechungen. Sie stand auch meiner Mutter bei, wenn die Angst vor dem Sterben sie überwältigte.

Eines Tages riet Thea mir, meine Mutter in ein Hospiz zu bringen. »Es geht dem Ende zu, Zoë, und dort erwartet deine Mutter eine liebevollere Atmosphäre als im Krankenhaus, wo die Menschen beim Sterben auf kahle Wände blicken.« Meine erste Reaktion war Abwehr gewesen. Doch dann sah ich das gequälte Gesicht meiner Mutter vor mir, das in den letzten Monaten um Jahre gealtert war, ihren Körper, der mittlerweile aus Glas zu sein schien, ihr Stöhnen, wenn die Schmerzen unerträglich wurden. Hatte ich das Recht, sie weiter zu diesem Kampf zu zwingen? Meine Mutter war anfangs wütend geworden, als ich ihr von Theas Vorschlag erzählte. Sie könne besser zu Hause sterben, hatte sie mich angeschrieen, ob ich sie etwa loswerden wolle. Ihr war es schlecht gegangen an jenem Tag. Sie hatte seit einigen Tagen nichts mehr gegessen und krümmte sich vor Schmerzen. Meine Bitten um mehr Morphium hatten die Schwestern vom Pflegedienst abgelehnt. Für eine höhere Dosis müßte erneut der Arzt konsultiert werden. Als ich sie so erschreckend mager und bleich in ihrem Bett sah, wußte ich, daß Thea recht hatte. Der Tod lag wie eine graue Maske auf ihrem Gesicht. Sie brauchte mehr und schnellere Hilfe, als ich oder die Schwestern ihr zu Hause geben konnten. Am Abend, nachdem der Arzt dagewesen war und die Schmerzen langsam nachließen, sagte ich ihr, daß sie aufhören sollte, sich für mich zu quälen. Sie lächelte mich nur traurig an und erwiderte: »Es stirbt sich gar nicht so leicht, Zoë.«

In jener Nacht hatte ich das erste Mal eine Alkoholvergiftung. Vielleicht, weil ich meine Angst betäuben oder mich einfach auch einmal amüsieren wollte, war ich mit meinen Freundinnen tanzen gewesen und hatte soviel getrunken wie noch nie. Danach lag ich im strömenden Regen vor der Diskothek und erbrach mich, bis ich vollkommen erschöpft war.

Ich wünschte mir nur noch, daß meine Mutter endlich sterben könnte, daß sie sich und mich von diesen entsetzlichen Qualen befreit.

Anfang November, kurz vor meinem 18. Geburtstag, kam sie in ein Hospiz. Es lag am Rande Berlins und war von einem schönen Park umgeben. Ihr ging es etwas besser, und ich war eine Zeitlang unsicher, ob die Entscheidung richtig gewesen war. Aber eine der Schwestern sagte mir, dies sei wenige Wochen vor dem Tod oft so. Ich solle es als Geschenk betrachten. Am Tag zuvor hatte meine Mutter mit mir über die Beerdigung gesprochen. Sie wäre so gern im Meer bestattet worden. Aber sie wußte, daß das eine Illusion war. Das Grab sollte auf jeden Fall einfach sein, ein naturbelassener Stein und ein kleiner Baum daneben. Die Musik durfte ich bestimmen. Ich bat sie, mit mir zusammen mein Trauerkleid auszusuchen, was sie zuerst energisch ablehnte. Doch ich bestand darauf, weil mir wichtig war, daß sie wußte, wie ich aussehen würde, wenn ich sie an jenem letzten Tag begleitete.

Ich blieb von nun an täglich mehrere Stunden bei ihr. Sie lag allein in einem Zimmer, besaß eine Musikanlage und einen Fernseher und hatte sogar wieder einen kleinen »Griechenlandaltar«, auf den sie Aufnahmen von Nikos und Kreta gestellt hatte. Ihre Bettdecke zierte eine riesige rote Rose. An die Wände hatte ich Fotos von ihr gehängt. Auf einem von ihnen schraubt sie sich mit einem einfachen Axel in die Luft. Ihr Körper ist nur halb zu sehen, Bauch und Beine verschwinden im Nebel, der Eis und Himmel in zwei Welten teilt. Ihr Mund lächelt, aber ihre Augen zeigen Erstaunen, als würde sie selbst nicht glauben, was sie da tat.

Die Schwestern betreuten sie freundlich, geduldig und immer bereit, auf ihre Wünsche einzugehen. Sie umarmten sie, wenn sie sich einsam fühlte oder die Angst ihr Herz zerriß. Ich spürte, daß sie meine Mutter gern hatten, und das beruhigte mich bei jedem Abschied, von dem ich nie wußte, ob er der letzte war.

»Wenn dich die Engel holen wollen, werden sie es tun«, sagte sie, wenn ich mich nicht von ihr trennen konnte.

Seit Kreta hatte sie Nikos mit keinem Wort mehr erwähnt. Wie eine Muschel ihre Perle hatte sie seinen Namen in ihrem Herzen eingeschlossen. Sie schien zu stolz, ihn um ein letztes Wiedersehen zu bitten. Eines Tages war mir der Gedichtband von John Donne in die Hände gefallen, den sie so verehrte. Ich hatte etwas darin gelesen und eine Gedichtzeile entdeckt, die unterstrichen und am Rand mit der Bemerkung »nur Nikos« versehen war: »Liebe, die kleinsten Raum zu Weltall macht«. Als ich ihr daraufhin das Buch ins Hospiz brachte, brach sie in Tränen aus.

An jenem Tag schrieb ich Nikos eine Mail, »Komm, meine Mutter liegt im Sterben« und fügte ihm eine Strophe aus dem angestrichenen Gedicht bei: »In Mienen kann sich treues Herz erklären: / Dein Aug zeigt meins und meines dein Gesicht. / Wo fänden wir zwei beßre Hemisphären, / Wo West nicht abfällt, wo kein Nordwind sticht? / Nur falsche Mischung ist vom Tod bedroht. / Wenn unsre Liebe eins ist, gleichstark loht, / Trifft uns, wenn wir nur nie erschlaffen, nie der Tod.«

Drei Tage später klingelte das Telefon. Es war Nikos. Im Hintergrund hörte ich Flughafengeräusche. Seine Stimme hatte den vertrauten, warmen Klang.

»Zoë?«

»Ja. Wo bist du?«

»In Berlin, am Flughafen Tegel. Wo ist sie?«

»Im Hospiz.«

»Meinst du, sie will mich sehen?«

»Ich weiß es nicht. Ruf mich in ein paar Minuten noch einmal an. Ich frage sie.«

Sie wollte Nikos nicht wiedersehen. Ich hatte es befürchtet. Vielleicht, weil es ihr zu weh tat, vielleicht auch, weil sie nicht wollte, daß er sie in diesem Zustand in Erinnerung behielt, als alte Frau, mit spärlichem, grauem Haar und eingefallenen Wangen. Ich sagte ihm dennoch die Adresse des Hospizes, denn ich wußte, daß es ihr guttun würde, ihn zu sehen.

Ich hatte mich nicht geirrt. Als ich sie am nächsten Tag besuchte, lag in ihren Augen ein Glanz wie schon lange nicht mehr. »Danke Zoë, daß du nicht auf mich gehört hast«, sagte sie zu mir. »Ich war aufgeregt wie bei unserem ersten Treffen und hatte Schmetterlinge im Bauch. Aber schon bald war mir, als ob sich nie etwas verändert hätte zwischen uns.« Sie sah glücklich aus und irgendwie erleichtert. Eine der Schwestern sagte mir beim Gehen, daß sie die beiden im Park beobachtet hätte. »Was für ein zärtlicher Mann, er hat sie immerzu gestreichelt und an sich gedrückt. Ist es ihr Bruder?« Ich schüttelte den Kopf und lief weinend die Treppen hinab.

Nikos hatte sich nicht bei mir verabschiedet. Erst von Kreta aus erhielt ich eine Mail. »Wenn es doch nur eine Hoffnung gäbe! Nikos.«

In den nächsten Tagen ging es meiner Mutter besser. Es war wie ein Wunder, so daß ich betete, Nikos möge sich besinnen, seine Frau verlassen und plötzlich mit seinen Koffern vor der Tür stehen. Nachts schrieb ich ihm Mails, die ich nicht abschickte, aus Angst, das Wunder zu zerstören. »Er wird kommen«, flüsterte ich vor dem Einschlafen, »er wird kommen, und alles wird gut.«

Eine Woche nach Nikos' Besuch, ich war gerade 18 geworden, ging ich in die Oper »Orpheus und Eurydike«. Ich trug das Kleid, das wir für die Beerdigung gekauft hatten, es war aus Samt, ärmellos mit königsblauen Rosen auf schwarzem Grund. Zuvor hatte ich noch meine Mutter besucht, sie hatte mich geküßt und mir gesagt, wie gut ich darin aussähe. Es war ein merkwürdiges Gefühl, aber ich hatte keine andere passende Garderobe für diesen Anlaß gefunden. Ich war schon lange nicht mehr in der Oper gewesen.

Thea, die mir die Karten geschenkt hatte, reichte mir das Opernglas. Auf der Bühne leuchteten vereinzelte Fackeln im Innern eines Labyrinths. Ohne den Blick nach der Geliebten zu wenden, schritt Orpheus über einen schrägen Steg der ins Morgenlicht getauchten Oberwelt zu. Eurydike folgte ihm, klagend, was ihr das Leben denn nütze, wenn er sie nicht mehr beachtete. Ich fühlte mit dem Sänger und wünschte, er hätte die Kraft, der Versuchung zu widerstehen. Da drehte er sich um, und ich erstarrte, wie die Musik, die einen Takt lang aussetzte, ein Herz, das zu schlagen aufhört.

In jener Nacht starb meine Mutter.

EPILOG

»Agios Nikolaos, 26. November 2000

Liebe Zoë,

ich weiß nicht, ob dieser Brief Dich erreicht, aber ich habe das dringende Bedürfnis, Dir zu schreiben. Heute jährt sich zum ersten Mal Hellas Tod, und ich denke schon den ganzen Tag an sie und daran, wie es Dir in der Zwischenzeit ergangen ist. Seit Du mich über ihren Tod informiert hast, haben wir ja nichts mehr voneinander gehört.«

Draußen war es dunkel. An den Jalousien rüttelte seit Tagen der Wind. Durch die leergefegten Zweige der Linde sah ich in die beleuchteten Zimmer von gegenüber. Eine Frau und ein Mädchen redeten heftig gestikulierend aufeinander ein. Die Frau schlug mit der Hand auf den Tisch und wies ihm die Tür, was das Mädchen nicht zu beeindrucken schien. Auf der Couch lag ein Mann und sah fern.

Ich sah Nikos vor mir, wie er meiner Mutter das Haar hinters Ohr strich und ihr einen Kuß auf die Schläfe gab, ihre glücklichen Augen, nachdem sie sich das letzte Mal gesehen hatten.

»Ich habe viel nachgedacht über Hella und mich, ob alles so hatte passieren müssen, ob ich etwas falsch gemacht habe oder ob sie dennoch glücklich war. Als ich nach unserem Treffen in Berlin nach Hause fuhr, war ich verzweifelt. Da hatte ich endlich den Menschen gefunden, mit dem ich mein Leben verbringen wollte, und mußte ihn belügen. Anschließend schwieg ich, weil ich mich schämte. Bis Deine Mail kam, Zoë, und mir klar wurde, daß ich ihr die Wahrheit sagen mußte, wenn es eine Zukunft für uns geben sollte. Sie hatte das Recht zu entscheiden, ob sie mir verzeiht und uns eine Chance gibt. Sie verzieh mir, aber mit einer Ungeduld, mit der ich nicht mithalten konnte. Ich habe ihr keine Hoffnung machen können, mein Leben hier von heute auf morgen aufzugeben und zu Euch nach Berlin zu ziehen. Jedenfalls nicht so schnell. Ich hatte Angst, sie würde mich weiter bedrängen und sich unsinnige Hoffnungen machen. Als ich nach Eurem Besuch auf Kreta nichts mehr von ihr hörte, glaubte ich, daß es vorbei sei, daß sie aufgegeben hätte.«

Die Frau hatte sich zu dem Mann auf die Couch gesetzt und das Licht gelöscht. Das Mädchen schien verschwunden. Vor ihnen flimmerte der Fernseher in hektischen Sequenzen. Nikos' Brief war mit der Hand geschrieben, eine weit ausholende, gleichmäßige Schrift. Nach den Hunderten von Mails, die ich von ihm und meiner Mutter in der Zwischenzeit gelesen hatte, berührte sie mich wie eine unerwartete Begegnung, eine Begegnung, nach der man sich lange gesehnt hatte, ohne es gewußt zu haben.

»Ich kann Dir nicht beschreiben, welche Gefühle die Nachricht, daß sie im Sterben liegt, bei mir auslöste. Ich wußte nur, daß ich sie so schnell wie möglich sehen mußte. Daß die Krankheit Hella verändert haben würde, hatte ich mir schon gedacht. Dennoch war es ein Schock, als ich sie sah, so mager und um Jahre gealtert. Es war offensichtlich, daß sie den Kampf gegen den Krebs verloren hatte. Ich hätte schreien können, aber ich lächelte. Und sie lächelte zurück. Als ich ihr die Rosen gab, wurde sie ein bißchen rot und hatte plötzlich etwas von einem jungen Mädchen. Ich half ihr beim Aufstehen, und wir gingen zusammen in den Park. Die ganze Zeit hielten wir uns an den Händen. Wir küßten uns sanft und streichelten uns, was mich gleichzeitig froh und traurig machte, denn sie war so zerbrechlich geworden. Ich sagte ihr, daß ich sie ein wenig beneide, denn sie würde bald keine Sorgen mehr haben. Sie erwiderte nichts darauf, aber ich fühlte, daß sie sich mit dem Tod abgefunden hatte. Irgendwann legte sie sich hin, weil sie starke Schmerzen hatte, und schlief für einige Minuten ein. Als sie wieder aufwachte, lächelte sie mich an. Es war traurig, aber auch schön, denn wir hatten einander wiedergefunden, und ich wußte, daß sie mich noch so liebte, wie ich sie.

Ich weiß nicht, wie Du heute über mich denkst. Immerhin habe ich Deiner Mutter viel Leid zugefügt. Aber Du sollst wissen, daß ich nie zuvor und auch nie mehr später eine Frau so geliebt habe wie Hella. Dein Nikos«

Ich öffnete das Fenster und atmete tief durch. Der Wind schlug mir ins Gesicht.

Ein halbes Jahr danach machte ich mein Abitur. Im März hatte ich Nikos getroffen. Er war wieder zur Tourismusmesse nach Berlin gekommen und hatte mich angerufen. Es war die merkwürdige und sehr bewegende Begegnung zweier Schiffbrüchiger, die wieder an Land gefunden hatten. Zum Abschied umarmten wir uns.

Ich bin froh, daß es Nikos im Leben meiner Mutter gegeben hat. Ich bin froh, daß sie diese Liebe, dieses große, schreckliche, schöne Gefühl, doch noch erfahren durfte.

DANK

Dieses Buch basiert auf einer wahren Begebenheit, der ich aus Gründen des Persönlichkeitsschutzes einen fiktionalen Rahmen gegeben habe.

Ich danke in erster Linie I.C., die mir die Briefe und Tagebücher ihrer Mutter sowie eigene Notizen zur Verfügung stellte und mir trotz ihrer unmittelbaren Betroffenheit vorbehaltlos aus ihrem gemeinsamen Leben erzählte. Ohne ihre aktive Mithilfe wäre dieser Text nicht entstanden. Ich bewundere ihren Mut und die Kraft, die sie seit dem Tod ihrer Mutter entwickelt hat, ganz auf sich gestellt ihr Leben zu meistern.

Ebenso danke ich A.B. für seine Kooperationsbereitschaft und das Überlassen seiner Briefe, die mich tief berührt haben. Ohne sie wäre diese Geschichte nur eine halbe.

Für die kluge und kreative Begleitung des Schreibprozesses bin ich meiner Lektorin Franziska Günther zu besonderem Dank verpflichtet. Ihre Vorschläge haben das Buch entscheidend mitgeprägt.

Manuela Runge
April 2003

INHALT